《药品使用科学监管实用手册》系列丛书

肿瘤(实体瘤)靶向治疗用药蛋白激酶抑制剂

风险管理手册

中国药品监督管理研究会药品使用监管研究专业委员会◎组织编写

张艳华◎主编

中国健康传媒集团

中国医药科技出版社

图书在版编目（CIP）数据

肿瘤（实体瘤）靶向治疗用药蛋白激酶抑制剂风险管理手册 / 张艳华主编；中国药品监督管理研究会药品使用监管研究专业委员会组织编写 . — 北京：中国医药科技出版社，2024.5

（《药品使用科学监管实用手册》系列丛书）

ISBN 978-7-5214-4625-8

Ⅰ . ①肿… Ⅱ . ①张… ②中… Ⅲ . ①肿瘤—用药安全—风险管理—手册 Ⅳ . ① R730.5-62

中国国家版本馆 CIP 数据核字（2024）第 096377 号

策划编辑 于海平　　责任编辑 曹化雨
美术编辑 陈君杞　　版式设计 也　在

出版　**中国健康传媒集团** | 中国医药科技出版社
地址　北京市海淀区文慧园北路甲 22 号
邮编　100082
电话　发行：010-62227427　邮购：010-62236938
网址　www.cmstp.com
规格　787×1092 mm $\frac{1}{32}$
印张　10 $\frac{3}{8}$
字数　183 千字
版次　2024 年 5 月第 1 版
印次　2024 年 5 月第 1 次印刷
印刷　北京侨友印刷有限公司
经销　全国各地新华书店
书号　ISBN 978-7-5214-4625-8
定价　**45.00 元**

获取新书信息、投稿、为图书纠错，请扫码联系我们。

内容提要

本书为《药品使用科学监管实用手册》系列丛书之一，主要从肿瘤（实体瘤）靶向治疗用药蛋白激酶抑制剂的遴选、采购、贮存、临床使用管理，特殊患者使用管理，不良反应等方面阐述药品的信息、风险点、风险因素及管控措施等内容。

本书可供医师、药师和护师参考使用。

丛书编委会

本书编委会

序

　　新时代，在我国创新驱动战略背景下，新药审评速度加快，新药上市层出不穷，给患者带来更新更快的治疗服务。但是，我国药品监管力量依然薄弱，科学合理审评面临巨大挑战。中国药品监管科学研究是为确保公众用药安全、有效、合理，不断提高公众健康水平而开展的一系列探索所形成的理论，以及手段、标准和方法。党中央、国务院高度重视药品安全，在监管体制改革、法规建设、基础建设等方面采取了一系列有力措施。随着我国经济社会发展步入新的时代，人民生活不断提高，公众对药品安全有效保证的要求不断增长，对药品的合理使用也更加关注。一旦药品安全发生问题，如不能迅速有效的妥善解决，不仅会威胁群众生命安全和社会安全，给群众和社会造成不可挽回的损失，严重时甚至会引发社会的不稳定。广大药师必须牢记保护和促进公众健康的初心和使命，努力建设强大的科学监管体系，同时必须大力推进监管科学发展与进步，进而实现药品科学监管。

目前，中国制药企业众多，中西药产品数目庞大，在中国加强药品使用风险评估与管理十分必要。参考先进国家新药监管经验，追踪国际最新研究动态，促进中国药品监督管理部门与医疗行业从业人员及患者社会之间的协作、沟通、交流，进而建立符合中国实际情况具有中国特色的药品使用风险监测评估管理体系，对于我们医疗从业人员来说，任重而道远。丛书针对以上现状，从药品进入医疗机构中的各环节作为切入点，分别列举各环节药品的风险，提出相应的管理措施，并对已知风险、未知风险和信息缺失内容予以标明，形成一部药品风险管理过程中的实用手册。作为我国药品风险管理相关的第一套按疾病治疗类别分册的专业书籍，以期为药品的临床使用风险管理提供参考依据，减少或避免用药风险，推动药品合理使用，促进医疗资源优化。力争成为医师、药师和护师的日常药品临床使用风险管理的专业口袋书。

医疗机构作为药品使用的最主要的环节，也是药品风险高发的区域，药品管理法对其药事管理提出明确要求，包括"医疗机构应当坚持安全有效、经济合理的用药原则，遵循药品临床应用指导原则、临床诊疗指南和药品说明书等合理用药，对医师处方、用药医嘱的适宜性进行审核。"这就要求药师在药品管理和合理用药指导等方面具有相应的技术能力并有据可依。本丛书按照疾病治疗类别分册介绍，从药品概述，药品遴选、采购与储存环节风险管理，临床使用管理，特殊患者使用管理和用药教育等多方面药品的信息、风险点、风险因素等进行梳理。本丛书旨在为医师、药师和护师提供用药指导和帮助，确保患者安全用药、降低药品风险，实现广大民众健康水平不断提高的崇高目标。在此特别撰文推荐。

谨此。

原国家食品药品监督管理局局长
中国药品监督管理研究会创会会长

2022 年 7 月 28 日于北京

编写说明

2017 年 6 月中国国家药监部门加入 ICH，开始加快接受并实施 ICH 相关技术指导原则的步伐。ICH E2 系列指导原则的全面实施，将推动我国制药企业及医疗机构对药物研发、审批与上市后阶段药物安全和药物风险管理（PV）的认识和关注，也使得理解并建立 PV 体系、培养 PV 人才的迫切性和必要性日渐凸显。2019 年新修订《药品管理法》也为药物警戒和药品风险监测提供了法律支撑。药品使用风险管理是一项非常艰辛的工作，药物风险管理评价，用于高风险药物识别、风险来源判断和风险干预，是患者用药安全的根本保障。

作为一名几十年工作在一线临床服务的老药师，一直希望在上市药品准入、临床用药风险管控上编写一套管理工具式的实用丛书，以分析及寻找用药发生危险的根本原因，并制定相应的解决问题的措施，能从根本上解决药品使用管理中的突发问题，既可减少医师、药师、护师的个人差错，更能寻找临床治疗冰山之下的风险因素，使同样的问题不再发生，将处于萌芽状态的风险苗头从根源处消灭。

《药品使用科学监管实用手册》系列丛书的出版，为我国临床医师、药师和护师提供了一部临床实用且可操作的指导用书，详细说明了药品在医疗机构使用过程中各环节存在的风险和风险因素并提出相应的管理措施；立意独特创新，编写过程始终坚持人民健康至上；依照现行有关法规编写，基于循证证据、运用质量高、时效性强的文献，保障内容的权威性；根据各类别药品特性编写内容及表现形式，重点提示有风险点的环节；包括更多临床用量大、覆盖率高的药物。

药品使用风险管理是一个新学科，是药物警戒的重要组成部分，是公众用药安全的重要保障，是我国药品科学监管领域的重要课题；药品使用风险管理不是简单的用药指南，也不同于以往的不良反应监测或合理用药的概念，而是涵盖了药品的研究、生产、流通、使用的全部过程，是各阶段互相结合的、宏观的、系统的认知；因此，丛书在新时代编写的意义重大，为保障公众用药的安全，减少伤害，降低医患风险提供强大的专业支撑。丛书设计合理，组织严密，在国家卫健委、国家药监局的指导下，在众多医院药学先锋的探索下，借鉴国际药品风险管理安全目标与实践经验，强化信息技术监管和质量环(PDCA)、品管圈、模式分析、根本原因分析等多种管理学习与应用，医、药、护人员的风险管理能力会逐步提升，全国医院临床药学的整体管理水平也会更上一层楼。

希望未来，我国在药品风险管理体系建设方面再接再厉，逐步提升中国药师价值，也进一步优化药师队伍，持续强化上市后药品风险管理培训，双轮驱动，相辅相成，定能帮助患者及医务人员营造一个更安全的医疗环境。

胡 欣

2022 年 8 月 1 日于北京

前言

恶性肿瘤是威胁人类健康的主要疾病，是全球第二大死因。在我国，2022 年新发、死亡病例分别约为 4820000 例、3210000 例。

党中央、国务院高度重视抗肿瘤药物管理，通过国家谈判、纳入医保、进口抗癌药税费优惠等多项举措，不断提高抗肿瘤药物可及性，降低肿瘤患者用药负担。国家卫生健康委先后发布《抗肿瘤药物临床应用管理办法（试行）》《抗肿瘤药物临床合理应用管理指标（2021 年版）》《新型抗肿瘤药物临床应用指导原则（2023 年版）》等文件，以期持续推进抗肿瘤药物使用的规范化管理。

随着伊马替尼的问世，肿瘤分子靶向治疗（Molecular Targeted Therapy）作为肿瘤治疗领域突破性进展，逐渐拉开帷幕。目前分子靶向治疗已成为肿瘤的主要治疗模式之一。

蛋白激酶通过将 ATP 上的 γ 磷酸转移至蛋白的羟基上，进行细胞间、细胞内信号转导。根据蛋白激酶氨基酸残基的不同，分为酪氨酸激酶（受体酪氨酸激酶、非受体酪氨酸激酶）、丝氨酸/苏氨酸激酶及酪氨酸激酶样酶，相应地，临床常用的蛋白激酶抑制剂包括酪氨酸激酶抑制剂（如 EGFR 抑制剂、ALK 抑制剂、c-MET 抑制剂、VEGFR/FGFR/PDGFR 抑制剂、TRK 抑制剂等）、丝氨酸/苏氨酸激酶抑制剂（如 CDK4/6 抑制剂、BRAF/MEK/ERK通路抑制剂、PI3K/AKT/mTOR 通路抑制剂等）、酪氨酸激酶样抑制剂（如 PARP 抑制剂、HDAC 抑制剂等）。

《肿瘤（实体瘤）靶向治疗用药蛋白激酶抑制剂风险管理手册》是中国药品监督管理研究会药品使用监管研究专业委员会《药品使用科学监管使用手册》系列丛书之一，由国内肿瘤治疗领域的药学专家撰写、审定，汇集临床常用的实体瘤靶向蛋白激酶抑制剂的风险管理、风险防控策略，旨在提高广大医务工作者对药品使用各环节中的风险管理的认知，提供风险管理指导，预防和降低用药风险，保障患者用药安全。

本书共分为五章，分别阐述药品的作用机制及临床应用、药品遴选采购储存风险管理、药品临床使用风险管理、特殊人群使用风险管理和不良反应风险管理。

需要指出的是，肿瘤靶向蛋白激酶抑制剂涉及多种药理机制，适应证不断更迭，本书仅收录实体瘤治疗的主要药物，部分机制仅有单一药物或在临床使用中尚未形成规模的，本书篇幅所限，尚未收录；此外，由于部分药物专利期已过，目前除原研生产厂家外，还存在国内药企的同通用名的仿制药品，本书同通用名下的药品风险管理信息以原研药为准。在实际应用中，应参考包括说明书在内的风险管理文献资料，本书收录的药品可从附录一查询。

与传统化疗药物、大分子单抗类药物相比，小分子蛋白激酶抑制剂均为口服制剂，用药方便，使肿瘤患者居家治疗成为可能，同时也给药物安全合理使用提出了挑战。本书从小分子蛋白激酶抑制剂用药全程着眼，从采购、储存、处方开具、用药交代、特殊患者用药、注意事项、药物相互作用、药学监护等环节进行风险点梳理，并提出风险点预防策略，以期保障药品的临床安全使用。

希望通过本书的出版，提升医务工作者对实体瘤靶向治疗蛋白激酶抑制剂用药管理的认识。同时，更希望本书能够抛砖引玉，推动医务人员在临床工作中，践行用药风险管理预防策略，使其逐步规范化、个体化。

编　者
2024 年 1 月

第二章

药品遴选、采购与储存环节风险管理

第三章

临床使用环节风险管理

第四章

特殊人群使用风险管理

第五章

不良反应及风险管理措施

附录

第一章

药品概述

第一节　表皮生长因子受体抑制剂

一、EGFR 抑制剂

原发性支气管肺癌，简称肺癌，是我国发病率和死亡率最高的恶性肿瘤，非小细胞肺癌（Non-small Cell Lung Cancer，NSCLC）是肺癌中最常见的病理类型，表皮生长因子受体（Epidermal Growth Factor Receptor，EGFR）基因突变是亚洲人群 NSCLC 最常见的驱动基因突变。

EGFR 基因位于 7p12 染色体上，由 28 个外显子和 27 个内含子组成。中国 NSCLC 人群中，EGFR 突变比例为 50%，其中常见突变为 EGFR 19 外显子缺失（exon19 del）和 21 外显子 L858R 点突变（exon21 L858R），约占 EGFR 突变的 85%，称为 EGFR 敏感突变或经典突变。

EGFR 酪氨酸激酶抑制剂（EGFR-tyrosine Kinase Inhibitors，EGFR 抑制剂）治疗能够给敏感突变患者带来显著的临床获益。一代、二代 EGFR 抑制剂用于 EGFR 敏感突变晚期 NSCLC 患者的一线治疗，其作用机制为 EGFR-TKIs 占据 EGFR 酪氨酸激酶域 ATP

结合位点，阻断下游生长信号的传递。一代 EGFR 抑制剂以喹唑啉作为母环，通过形成氢键与 EGFR ATP 结合口袋进行可逆性结合，代表药物包括吉非替尼、厄洛替尼、埃克替尼；二代 EGFR 抑制剂仍以喹唑啉作为母环，通过引入 Michael 加成受体丙烯酰胺，与 EGFR 激酶与半胱氨酸残基形成不可逆共价结合，代表药物包括阿法替尼、达可替尼。

经一代、二代 EGFR 抑制剂治疗的患者中，以继发性 EGFR T790M 突变最为常见。当出现 EGFR T790M 突变时，由于空间位阻和 ATP 亲和力增加的影响，导致一代 EGFR 抑制剂耐药。二代 EGFR 抑制剂由于剂量限制性毒性无法增加药物剂量至有效抑制 EGFR T790M 突变。三代 EGFR 抑制剂在保留丙烯酰胺的同时，引入嘧啶作为母环，对 EGFR T790M 突变具有较强的抑制活性，同时对野生型 EGFR 抑制作用弱，已成为一、二代 EGFR 抑制剂治疗进展伴 EGFR T790M 突变患者的标准治疗；同时，在一线治疗中，三代 EGFR 抑制剂较一代 EGFR 抑制剂显著延长中位 PFS 及 OS，因此也可作为 EGFR 突变晚期 NSCLC 患者的一线标准治疗，代表药物包括奥希替尼、伏美替尼、阿美替尼、贝福替尼。

EGFR20 外显子插入突变（EGFR ex20ins）于 2004 年首次被提出，临床特征与 EGFR 常见突变类似，多见于不吸烟、女性、亚裔和肺腺癌患者，是

exon19 del、exon21 L858R 敏感突变以外的第三大突变，占肺腺癌突变的 2.3% 左右，约占 EGFR 突变 NSCLC 患者的 12%。

EGFR ex20ins 突变的特征为以 α-C- 螺旋附近密码子 761 与 775 之间框内插入和（或）复制，致 EGFR 通路激活。EGFR ex20ins 突变异质性强，约 10% 位于 α-C- 螺旋的 C 末端，90% 位于 α-C- 螺旋后的 Loop 环结构域，突变亚型达 100 多种。传统的 EGFR 抑制剂仅对极少数亚型有效，EGFR ex20ins 突变 NSCLC 患者的预后较 EGFR 敏感突变患者更差，研究显示 rwPFS 仅为 2.9 个月，rwOS 仅为 16.2 个月。目前国内批准上市针对 EGFR ex20ins 的药物包括莫博赛替尼、舒沃替尼，除此之外，三代 EGFR 抑制剂在此类患者中的探索也日益广泛。

表 1-1　EGFR 抑制剂

药品类别	通用名	商品名	生产企业	规格
一代 EGFR 抑制剂	吉非替尼	易瑞沙	AstraZeneca AB	250mg
	厄洛替尼	特罗凯	ROCHE	100mg 150mg
	埃克替尼	凯美纳	贝达药业股份有限公司	125mg
二代 EGFR 抑制剂	阿法替尼	吉泰瑞	Boehringer Ingelheim Pharmaceuticals	20mg 30mg 50mg 40mg

药品类别	通用名	商品名	生产企业	规格
二代 EGFR 抑制剂	达可替尼	多泽润	Pfizer	15mg 45mg
三代 EGFR 抑制剂	奥希替尼	泰瑞沙	AstraZeneca AB	40mg 80mg
	阿美替尼	阿乐美	江苏豪森药业集团有限公司	55mg
	伏美替尼	艾弗沙	上海艾力斯医药科技股份有限公司	40mg
	贝福替尼	赛美纳	贝达药业	25mg 50mg
EGFR ex20ins 抑制剂	莫博赛替尼	安卫力	Takeda Pharmaceuticals	40mg
	舒沃替尼	舒沃哲	迪哲（江苏）医药股份有限公司	150mg 200mg

二、HER2 抑制剂

HER2 基因位于染色体 17q21，属于原癌基因，其编码产物 HER2 蛋白为 185kD 的跨膜蛋白（简称 p185），属于 EGFR 家族成员，由 1255 个氨基酸组成，720~987 位属于酪氨酸激酶区。

HER2 蛋白主要通过与家族中其他成员，包括 EGFR、HER3、HER4 形成异二聚体，该二聚体与各自的配体结合后，引起受体二聚化及胞浆内酪氨酸激酶区的自身磷酸化，从而发挥激活酪氨酸激酶活性的作用。

HER2 蛋白介导的信号转导途径主要有 Ras/Raf/分裂素活化蛋白激酶（MAPK）途径，磷脂酰肌醇 3 羟基激酶（PI3K）/Akt 途径，信号转导及转录激活（STAT）途径和 PLC 通路等。

HER2 是乳腺癌重要的驱动基因和预后指标，也是抗 HER2 药物治疗的主要预测指标。HER2 抑制剂通过与 HER2 胞内酪氨酸激酶结合，以抑制酪氨酸激酶的磷酸化，从而抑制下游通路的活性。目前我国上市的 HER2-TKIs 包括吡咯替尼、奈拉替尼。

表 1-2　HER2 抑制剂

通用名	商品名	生产企业	规格
吡咯替尼	艾瑞妮	江苏恒瑞医药有限公司	80mg 160mg
奈拉替尼	贺俪安	Puma Biotechnology	40mg

三、BRAF、MEK 抑制剂

BRAF 是丝裂原活化蛋白激酶（Mitogen-activated Protein Kinase，MAPK）/细胞外信号调节激酶（Extraceullular Signal-regulated Kinases，ERK）信号通路的关键分子。BRAF 突变可基于信号通路机制和激酶活性分为 3 个不同的功能类别。

表 1-3　BRAF 突变类别

突变类别	RAS依赖	单体/二聚体	BRAF激酶活性	密码子
I	非 RAS 依赖	单体	高	exon600（V600E、V600K、V600D）
II	非 RAS 依赖	二聚体	中等或高	除 600 以外的密码子，（K601E、L597V/Q/R、G464V）
III	RAS 依赖	二聚体	活性受损	G596R、N581Y/S/I、D287Y

　　BRAF 抑制剂包括维莫非尼、达拉非尼，通过抑制 BRAF 激酶活性降低 MEK 和 ERK 的磷酸化水平，抑制细胞增殖和促进细胞周期停滞及细胞死亡。

　　曲美替尼是丝裂原活化蛋白激酶（Mitogen-activated Extracellular Signal-regulated Kinase，MEK）1 和 2 的抑制剂，阻断 MEK1/2 激酶活性并防止 BRAF 激酶介导的 RAF 依赖性 MEK 磷酸化。BRAF 抑制剂联合 MEK 抑制剂双靶治疗可能是克服 BRAF 突变治疗耐药性的有效途径。

　　BRAF 突变最初在黑色素瘤中发现，随后在结直肠癌、甲状腺乳头状癌和肺癌等多种肿瘤中检测出 BRAF 突变，但目前上述三种药物在国内均仅有黑色素瘤适应证。

表 1-4　BRAF 及 MEK 抑制剂

药品类别	通用名	商品名	生产企业	规格
BRAF 抑制剂	维莫非尼	佐博伏	ROCHE	240mg
	达拉非尼	泰菲乐	Novartis	50mg 75mg
MEK 抑制剂	曲美替尼	迈吉宁	Novartis	0.5mg 2mg

第二节　ALK 及 ROS1 抑制剂

一、ALK 抑制剂

间变性淋巴瘤激酶（Anaplastic Lymphonoma Kinase，ALK）是一种跨膜受体酪氨酸激酶，1994 年学者首次在间变性大细胞淋巴瘤中发现核磷蛋白 1（Nucleophosmin 1，NPM1）-ALK 的融合，NPM1-ALK 融合基因是肿瘤的致癌驱动基因。在非小细胞肺癌中，ALK 突变率为 3%~7%，与表皮生长因子受体阳性非小细胞肺癌患者比较，ALK 突变非小细胞肺癌患者更易获得长期生存，被称为钻石突变。在临床实践中，ALK 突变、ALK 基因融合、ALK 阳性等表述亦有使用。

ALK 基因融合在不吸烟或有轻度吸烟史的年轻

人群以及黏液腺癌患者中发生率较高，患者常合并中枢神经系统转移，存在中枢转移是 ALK 阳性患者的不良预后因素。

克唑替尼是首个获批的 ALK 酪氨酸激酶抑制剂，与传统化疗相比，其显著改善了 ALK 融合基因阳性晚期 NSCLC 患者的治疗效果。目前，在全球范围内，ALK 酪氨酸激酶抑制剂已经有三代，二代药物包括阿来替尼、塞瑞替尼、布格替尼、恩沙替尼，三代药物目前仅有洛拉替尼。新一代 ALK 抑制剂对全身及神经系统转移疗效均显著改善，成为 ALK 融合基因阳性晚期 NSCLC 患者的重要治疗手段。

二、ROS1 抑制剂

肉瘤致癌因子受体（Proto-oncogene 1, Receptor Tyrosine Kinase，ROS1）基因位于染色体 6q22.1，多个伴侣基因均可与 ROS1 发生重排从而激活基因。

ROS1 基因重排是一种独特的受体酪氨酸激酶，与 ALK 同属胰岛素受体酪氨酸激酶超家族成员，二者氨基酸序列上具有近 49% 的相似性，在激酶催化区 ATP 结合位点同源性高达 77%，且在临床特征上也非常相似。在 NSCLC 中最常见的两种融合基因亚型是 CD74-ROS1 和 SLC34A2-ROS1，二者均是跨膜蛋白。

克唑替尼是一代 ROS1 抑制剂，恩曲替尼是二代 ROS1 抑制剂，同时具有抗 NTRK 活性。

表 1-5　ALK 及 ROS1 抑制剂

药品类别	通用名	商品名	生产企业	规格
ALK-1 代 ROS1-1 代	克唑替尼	赛可瑞	Pfizer	200mg 250mg
ALK-2 代	阿来替尼	安圣莎	ROCHE	150mg
	塞瑞替尼	赞可达	Novartis	150mg
	布格替尼	安伯瑞	Takeda Pharma	30mg 90mg 180mg
	恩沙替尼	贝美纳	贝达药业股份有限公司	25mg 100mg
ALK-3 代	洛拉替尼	博瑞纳	Pfizer	25mg 100mg
ROS1-2 代	恩曲替尼 *	罗圣全	ROCHE	100mg 200mg

* 同时具有 NTRK 活性

第三节　RET 及 MET 抑制剂

一、RET 抑制剂

转染重排基因（Rearranged during Transfection,

RET）基因位于人 10 号染色体长臂上（10q112），是一种原癌基因，包括 21 个外显子，全长约 60kb。1985 年，由 Takahashi 等在转化培养的小鼠 NIH3T3 细胞中发现，这个基因是在转染过程中基因重排的产物，并由此得名。

RET 基因编码的蛋白是一种酪氨酸激酶受体，是由 1143 个跨膜氨基酸残基构成的蛋白聚合体，RET 基因的变异类型有融合、突变、扩增和重排等。其中 RET 基因点突变和融合可以使 RET 基因逃脱配体调控，自我磷酸化强化、信号转导功能增强，促使激酶的活化以及原癌基因的转化，诱发肿瘤生成。

RET 最常见的突变位点是 M918T，是甲状腺乳头状癌的一个驱动基因，但在其他类型肿瘤中较为少见。RET 基因融合是指 RET 基因通过自身断裂再与其他基因接合的方式发生重组，成为一个新的融合基因。RET 融合均为体细胞融合，至今未发现胚系 RET 融合。

RET 抑制剂目前主要用于 RET 基因融合阳性的局部晚期或转移性非小细胞肺癌，同时还用于 RET 基因突变的甲状腺髓样癌（MTC）以及 RET 融合阳性、需要系统性治疗且放射性碘难治性的晚期或转移性的甲状腺癌（RAIR-DTC）。目前，国内 RET 抑制剂包括普拉替尼和塞普替尼。

表 1-6　RET 抑制剂

通用名	商品名	生产企业	规格
塞普替尼	睿妥	Eli Lilly Nederland B.V.	40mg 80mg
普拉替尼	普吉华	Blueprint Medicines Corporation	100mg

二、MET 抑制剂

间质-上皮细胞转化因子（Mesenchymal Epithelial Transition Factor，MET）基因编码合成的蛋白 c-Met 是一种酪氨酸激酶受体，肝细胞生长因子（Hepatocyte Growth Factor，HGF）是其配体。该基因是一种原癌基因，位于 7 号染色体，包含 21 个外显子和 20 个内含子。HGF 与 MET 结合激活多条信号通路，包括 RAS/RAF/MAPK、PI3K/AKT/mTOR、SRC/FAK 和 JUN，从而影响细胞增殖、迁移等。

MET 信号转导可通过多种机制发生失调或异常，包括 MET 蛋白过表达或 MET 基因突变、扩增或融合。MET 信号通路介导的旁路激活是导致 EGFR-TKI 耐药的重要机制之一，可以表现为基因层面的扩增和蛋白层面的过表达。MET 基因扩增、MET 蛋白过表达均包括原发性和继发性。

MET 抑制剂赛沃替尼在国内获批的适应证是用于含铂化疗后疾病进展或不耐受标准含铂化疗的、具有 MET 外显子 14 跳跃突变的局部晚期或转移性非小细胞肺癌成人患者的治疗。谷美替尼批准用于治疗 MET 外显子 14 跳跃突变的局部晚期或转移性非小细胞肺癌。

表 1-7　MET 抑制剂

通用名	商品名	生产企业	规格
赛沃替尼	沃瑞沙	和记黄埔医药有限公司	100mg 200mg
谷美替尼	海益坦	上海海和药物研究开发股份有限公司	50mg

第四节　VEGFR 抑制剂及多靶点激酶抑制剂

肿瘤血管生成学说认为阻断肿瘤新生血管生成可以抑制肿瘤生长和迁移。血管内皮细胞生长因子受体（Vascular Endothelial Growth Factor Receptor，VEGFR），属于酪氨酸激酶依赖性受体，是一种跨膜糖蛋白，参与激活并介导诸多重要的生理过程，如细胞增殖、迁移、分化和凋亡。VEGFR 抑制剂通过细胞膜进行扩散，竞争细胞内受体酪氨酸激酶结构域 ATP 结合位点，从而抑制相应受体激活，抑制肿瘤血管新生，单独针对 VEGFR 的药物包括阿帕替尼、呋喹替尼。

多靶点激酶抑制剂（Multikinase Inhibitors, MKIs）对多种激酶产生抑制作用，不仅靶向肿瘤血管生成的 VEGFR，还对导致肿瘤生长、迁移的信号转导通路产生抑制作用，主要包括索拉非尼、舒尼替尼、仑伐替尼等。

VEGFR 抑制剂、MKIs 通常具有多瘤种适应证，且不同瘤种应用剂量不同，特别需要注意的是瘤种不同，推荐剂量不同。

肺癌：目前批准的血管生成靶向治疗为安罗替尼，对于驱动基因突变阴性以及 EGFR 基因敏感突变的复发性晚期 NSCLC，推荐安罗替尼作为三线以上治疗。对于存在 EGFR 基因敏感突变或 ALK 突变阳性的患者，应在接受相应的靶向治疗后进展且至少接受过 2 种系统化疗后出现进展或复发后使用安罗替尼。

胃癌：阿帕替尼用于胃癌的患者标准剂量为 850mg/d，根据临床实践，胃癌诊疗指南（CSCO2023 版）指出，对于 ECOG 评分 ≥ 2 分、四线化疗后、胃部原发灶没有切除、骨髓功能储备差、年老体弱或瘦小的女性患者，可适当降低起始剂量至 500mg/d，服用 1~2 周后再酌情增加剂量。

结直肠癌：瑞戈非尼、呋喹替尼批准用于转移性结直肠癌，主要用于三线或后线治疗，两者均被批准用于先前接受过化疗、抗 VEGF 疗法或抗 EGFR 疗法的野生型 NRAS 和 KRAS 肿瘤患者。

肝癌：肝癌的抗血管靶向 TKI 治疗包括用于一线的索拉非尼、仑伐替尼、多纳非尼；二线治疗可选择瑞戈非尼、阿帕替尼。

肾癌：转移性或不可切除透明细胞肾细胞癌治疗中，舒尼替尼、培唑帕尼可用于低、中、高危患者的一线治疗，低危患者一线也可考虑索拉非尼，中高危患者亦可考虑阿昔替尼、仑伐替尼联合帕博利珠单抗的联合治疗。肾癌一线治疗中，舒尼替尼单药用法为 50mg qd，口服 4 周，停药 2 周，每 6 周为一个周期或 50mg qd，口服 2 周，停药 1 周，每 3 周为一个周期。培唑帕尼用法 800mg qd。阿昔替尼单药治疗标准剂量为 5mg bid，2 周后患者如能耐受，可增加剂量至 7mg bid；最大剂量为 10mg bid。中高危患者阿昔替尼联合帕博利珠单抗、阿维鲁单抗、特瑞普利单抗等 ICIs 取得了显著的 PFS、ORR、OS 获益。阿昔替尼在联合治疗中剂量亦为 5mg bid。仑伐替尼联合帕博利珠单抗可用于肾癌 IMDC 高危人群的一线治疗，仑伐替尼在联合治疗中标准剂量为 20mg qd，但鉴于联合治疗安全性数据，CSCO 肾癌专家委员会建议仑伐替尼以 12mg qd 作为初始剂量，并根据患者耐受情况进行剂量调整。

二线治疗可选择阿昔替尼，仑伐替尼＋依维莫司、阿昔替尼或仑伐替尼＋帕博利珠单抗。仑伐替尼＋依维莫司联合治疗中仑伐替尼标准剂量为 18mg qd，依维莫司为 5mg qd。

甲状腺癌：是头颈部常见的恶性肿瘤，采用的治疗方式以手术治疗为主，但仍存在局限性。目前NMPA 批准上市的抗血管生成药物包括安罗替尼、仑伐替尼、索拉非尼。安罗替尼批准用于治疗具有临床症状或明确疾病进展的，不可切除的局部晚期或转移性甲状腺髓样癌患者；仑伐替尼、索法非尼批准用于局部复发或转移性进展性的放射性碘难治性分化型甲状腺癌。

表 1-8　VEGFR 抑制剂和多激酶抑制剂及其靶点

药品类别	药物	靶点
VEGFR 抑制剂	阿帕替尼	VEGFR-2
	呋喹替尼	VEGFR-1/2/3
多激酶抑制剂	阿昔替尼	VEGFR-1/2/3、c-Kit、PDGFR-β
	培唑帕尼	VEGFR-1/2/3、FGFR-1/3、PDGFR-α/β、c-Kit、ITK（IL-2 受体诱导的 T 细胞激酶）、LCK（白细胞特异性蛋白酪氨酸激酶）
	舒尼替尼	VEGFR-1、VEGFR-2、VEGFR-3、PDGFR-α、PDGFR-β、KIT、FLT-3、CSF-1R、RET
	安罗替尼	VEGFR-1、VEGFR-2、VEGFR-3、c-Kit、PDGFR-β

药品类别	药物	靶点
多激酶抑制剂	瑞戈非尼	RET、VEGFR-1/2/3、KIT、PDGFR-α/β、FGFR-1/2、TIE-2、DDR2、TrkA、Eph2A、RAF-1、BRAF、BRAF V600E、SAPK2、PTK5、Abl、CSF1R
	仑伐替尼	VEGFR-1（FLT1）、VEGFR-2（KDR）、VEGFR-3（FLT4）、FGF-1/2/3/4、PDGFα、KIT、RET
	索拉非尼	VEGFR-2/3、PDGFR-β、CRAF、BRAF、BRAF V600E、c-Kit、FLT-3
	多纳非尼	
	索凡替尼	VEGFR-1（2nmol/L）、VEGFR-2（24nmol/L）、VEGFR-3（1nmol/L）、bFGFR-1（15nmol/L）、Fms（CSF-1R）4nmol/L、HUVEC（16nmol/L）

表 1-9 VEGFR 抑制剂和多激酶抑制剂

通用名	商品名	生产企业	规格
阿帕替尼	艾坦	江苏恒瑞医药股份有限公司	0.425g 0.375g 0.25g
呋喹替尼	爱优特	和记黄埔医药有限公司	1mg 5mg
阿昔替尼	英立达	Pfizer	1mg 5mg
培唑帕尼	维全特	Novartis	200mg 400mg
舒尼替尼	索坦	Pfizer	12.5mg 25mg 37.5mg 50mg

通用名	商品名	生产企业	规格
安罗替尼	福可维	正大天晴药业集团股份有限公司	8mg 10mg 12mg
瑞戈非尼	拜万戈	Bayer AG	40mg
仑伐替尼	乐卫玛	Eisai GmbH	4mg 10mg
索拉非尼	多吉美	Bayer AG	0.2g
多纳非尼	泽普生	苏州泽璟生物制药股份有限公司	0.1g
索凡替尼	苏泰达	和记黄埔医药有限公司	50mg 100mg

第五节　PARP 抑制剂

DNA 损伤是通过相互关联的多种途径修复的。同源重组修复（Homologous Recombination Repair，HRR）是 DNA 双链断裂（Double Strand Break，DSB）的首选修复方式，其修复 DSB 与 DNA 链间交联（Interstrand Crosslinks）最为准确，是高保真的 DNA 损伤修复系统。HRR 是一条涉及多个步骤的复杂信号转导通路，其中关键蛋白由乳腺癌易感基因（Breast Cancer Susceptibility Gene，BRCA）编码。

同源重组修复缺陷（Homologous Recombination

Deficiency，HRD）通常指细胞水平上的 HRR 功能障碍状态，可由 HRR 相关基因胚系突变、体细胞突变、表观遗传失活等诸多因素导致，当 HRD 存在时，DSB 会过度依赖非同源末端连接（Non-homologous End Joining，NHEJ）、微同源末端连接（Microhomology Mediated End Joining，MMEJ）和单链退火途径（Single-strand Annealing，SSA）等低保真、高易错的替代性 DNA 损伤修复途径，从而造成核酸序列的插入/缺失，拷贝数异常，并引起染色体交联，造成基因组和染色体不稳定。HRD 在卵巢癌、乳腺癌、胰腺导管癌、前列腺癌等多种恶性肿瘤中发生比例较高。

HRD 会产生特定的、可量化的、稳定的基因组改变，目前，通过杂合性缺失（Loss of Heterozygosity，LOH）、端粒等位基因不平衡（Telomeric Allelic Imbalance，TAI）、大片段迁移（Large-scale State Transition，LST）这三项基因组特征被作为基因组瘢痕标志物，量化基因组瘢痕的程度，表征细胞 HRD 状态的程度。

多聚腺苷二磷酸核糖聚合酶（Poly ADP-ribose Polymerase，PARP）是 DNA 修复酶，在 DNA 损伤修复与细胞凋亡中发挥着重要作用。当机体存在 BRCA 突变或 HRD 状态，即处于 DNA 双链断裂修复机制缺失状态，同时使用 PARP 抑制剂，可使癌细胞的单链和双链修复均无法进行，达到"合成致死"的效应。

HRD 状态已成为晚期卵巢癌患者临床应用 PARP 抑制剂的新型生物标志物，也可能对乳腺癌、前列腺癌等肿瘤的 PARP 抑制剂和铂类药物的临床用药具有指导价值。

目前共有 4 个 PARP 抑制剂在中国获批，包括奥拉帕利、尼拉帕利、氟唑帕利、帕米帕利，主要用于卵巢癌、输卵管癌、原发性腹膜癌及 BRCA 突变或 HRR 突变的其他肿瘤的治疗。

表 1-10　PARP 抑制剂

通用名	商品名	生产企业	规格
奥拉帕利	利普卓	AstraZeneca AB	100mg 150mg
尼拉帕利	则乐	再鼎医药有限公司	100mg
氟唑帕利	艾瑞颐	江苏恒瑞医药股份有限公司	50mg
帕米帕利	百汇泽	百济神州生物科技有限公司	20mg

第六节　CDK4/6 抑制剂

真核细胞的分裂遵循细胞周期的循环，是一个高度保守的过程，包含 G1 期（DNA 合成前期），S 期（DNA 合成期），G2 期（细胞分裂前期）和 M 期（细胞分裂期）4 个步骤，每一步骤都必须在细胞周期蛋白依赖性激酶（Cyclin-dependent Kinases，CDKs）的控制下依次进行。CDKs 在与周期蛋白（Cyclins）发生相互作用时被激活。

当受到有丝分裂信号刺激时，细胞周期蛋白 D（Cyclin D）与 CDK4 或者 CDK6 发生相互作用。被激活的 Cyclin D–CDK4/6 复合物磷酸化视网膜母细胞瘤相关蛋白（Retinoblastoma–associated Protein，Rb），进而使转录抑制复合物 Rb–E2F 解聚，释放 E2F 转录因子。接着，游离的 E2F 激活细胞进入 S 期和 DNA 复制所需的相关基因。

CDKs 是肿瘤治疗的一个潜在靶点，调节 G1 到 S 期过渡的关键调节因子是 Cyclin D–CDK4/6–INK4–Rb 通路。CDKs 是一个保守的激酶家族。氨基酸序列分析显示 CDK4 和 CDK6 蛋白有 71% 相同，功能也相近。抑制 CDK4 和 CDK6 激酶的活性，阻断 Rb 蛋白磷酸化从而阻滞细胞周期从 G 期到 S 期的进程，从而抑制肿瘤细胞增殖。

目前我国国内上市的 CDK4/6 抑制剂包括哌柏西利、阿贝西利、达尔西利、瑞波西利。哌柏西利、瑞波西利批准用于联合 AI 用于晚期乳腺癌初始内分泌治疗；达尔西利批准联合氟维司群，用于内分泌治疗失败的患者治疗；目前阿贝西利获批的适应证包括联合 AI 或他莫昔芬用于乳腺癌术后辅助治疗，联合 AI 用于晚期乳腺癌初始内分泌治疗和联合氟维司群用于内分泌治疗失败后的治疗。

表 1-11 CDK4/6 抑制剂

通用名	商品名	生产企业	规格
哌柏西利	爱博新	Pfizer	75mg 100mg 125mg
阿贝西利	唯择	Eli Lilly Nederland	50mg 100mg 150mg
达尔西利	艾瑞康	江苏恒瑞医药股份有限公司	50mg 125mg 150mg
瑞波西利	凯丽隆	Norvatis	200mg

第七节　其他激酶抑制剂

一、KIT 抑制剂

由于对化疗、放疗不敏感，胃肠间质瘤（Gastroi-ntestinal Stromal Tumor，GIST）的主要治疗手段以手术及靶向药物治疗为主。非胃来源主要为十二指肠、小肠、结直肠、胃肠外等来源的 GIST。

对于应用靶向治疗的患者，应进行分子诊断。对于经典 GIST 建议行基因测序，外显子突变检测包括 KIT 9，11，13，17 外显子，PDGFRA 12，14，18 外显子；对于继发耐药突变的 GIST，应增加 KIT 14，18 外显子检测；对于野生型 GIST，建议行二代基因测序（Next-generation Sequencing，NGS）

对于特殊部位需行联合脏器切除或难以切除的 GIST，目前指南的一级推荐为进行新辅助治疗，根据基因检测结果，选择伊马替尼或阿伐替尼治疗。

对于 NTRK 融合 GIST 或 SDH 缺陷型 GIST，指南指出可考虑应用拉罗替尼、舒尼替尼作为新辅助治疗方案选择。

对于 GIST 术后辅助治疗，应根据肿瘤部位、危险度分级［中国胃肠道间质瘤诊断治疗专家共识（2017 年版）］、有无肿瘤破裂、基因分型、术后恢复情况决定。低危或极低危患者不推荐辅助治疗。对于中高危患者，研究显示伊马替尼辅助治疗可有效改善 GIST 术后无复发生存。

GIST 辅助治疗的药物选择和疗程不同，胃来源的中危患者，推荐伊马替尼辅助治疗 1 年；非胃来源的中危患者及高危患者，推荐伊马替尼辅助治疗 3 年。国内回顾性分析显示，高危 GIST 患者延长辅助治疗时间，可能获得更高的无复发生存率。美国一项前瞻性研究显示，中高危 GIST 辅助治疗 5 年，无复发生存率达 90%，故部分患者可考虑延长辅助治疗至 5 年，但辅助治疗的最终时间仍需前瞻性随机对照研究确认。手术治疗肿瘤破裂患者，伊马替尼辅助治疗时间应延长。

病理诊断明确的 SDHB 缺陷型 GIST、NF-1型 GIST，可能无法自从伊马替尼辅助治疗中获益。PDGFRA 外显子 18 D842V 突变的 GIST，对伊马替尼原发耐药，亦不推荐伊马替尼辅助治疗。

对于肿瘤破裂具有极高复发风险的 D842V 突变 GIST 患者术后是否使用阿伐替尼，尚无证据，建议进行多学科评估。

转移性胃肠道间质瘤一线治疗主要以靶向治疗为主，治疗前应行基因监测。由于检测条件限制，部分患者在接受靶向治疗前缺乏基因检测结果，可应用伊马替尼，治疗 6 个月内出现肿瘤进展，建议明确基因检测，明确基因分型。除 KIT 外显子 9 突变及 PDGFRA D842V 突变之外的基因类型，考虑伊马替尼标准剂量（400mg/d）治疗。对于 KIT 外显子 9 突变者，伊马替尼初始剂量为 400mg/d 的治疗敏感性不佳，建议应用 600~800mg/d 高剂量治疗。对于 PDGFRA D842V 突变的患者，建议使用阿伐替尼治疗；对于 NTRK 融合胃肠道间质瘤患者，可考虑使用拉罗替尼治疗。

对于伊马替尼一线治疗有效（PR、SD）的患者，可继续伊马替尼治疗，或评估是否可手术切除；对于局限性进展的患者，可换用舒尼替尼或伊马替尼加量治疗，或可联合减瘤术、射频消融、栓塞等局部治疗。对于伊马替尼标准治疗失败后广泛进展患者，

Ⅰ级推荐为舒尼替尼或瑞派替尼，Ⅱ级推荐为伊马替尼加量治疗，Ⅲ级推荐为达沙替尼。

舒尼替尼二线给药方式包括 50mg/d 4/2 给药方式（服药 4 周，停药 2 周）或 37.5mg/d 持续给药方式 2 种。根据患者的耐受性，中国患者优先推荐后者。

一项瑞派替尼对比舒尼替尼二线胃肠 GIST 的Ⅲ期研究中，瑞派替尼与舒尼替尼无进展生存期相当，但耐受性更佳。在原发 KIT 外显子 11 突变亚组，获益趋势更明显。

伊马替尼加量在国内广泛应用，但证据来源于研究亚组分析，鉴于中国人群的耐受性，加量首选 600mg/d。

对于伊马替尼、舒尼替尼治疗失败的 GIST 患者，三线治疗的Ⅰ级推荐为瑞戈非尼，标准剂量为 160mg/d 3/1 给药方式（服药 3 周，停药 1 周），Ⅲ级推荐可考虑培唑帕尼、伊马替尼。值得注意的是，标准治疗失败后，重新使用伊马替尼可获得短期的肿瘤再次控制，同时可延缓肿瘤整体进展速度，推荐剂量仍为 400mg/d。

对于伊马替尼、舒尼替尼、瑞戈非尼治疗失败的 GIST，四线治疗Ⅰ级推荐是瑞派替尼，其是 KIT、PDGFRA 的广谱抑制剂，在安慰剂对照的Ⅲ期 INVICTUS 研究中，瑞派替尼四线治疗转移性 GIST，PFS 显著优于安慰剂组（6.3 个月 vs.1.0 个月）。

目前我国获批的胃肠道间质瘤适应证的靶向药有5个，分别是伊马替尼、舒尼替尼、瑞戈非尼、瑞派替尼、阿伐替尼，其对应的靶点及上市信息见表1-12、表1-13。

表1-12　间质瘤治疗药物及靶点

通用名	靶点
伊马替尼	BCR-ABL酪氨酸激酶、KIT、干细胞因子受体（SCF）、盘状结构域受体（DDR1、DDR2）、集落刺激因子受体（CSF-1R）、血小板衍生生长因子受体（PDGFR-α-β）
舒尼替尼	VEGFR-1、VEGFR-2、VEGFR-3、PDGFR-α、PDGFR-β、KIT、FLT3、CSF-1R、RET
瑞戈非尼	RET、VEGFR-1/2/3、KIT、PDGFR-α/β、FGFR-1/2、TIE2、DDR2、TrkA、Eph2A、RAF-1、BRAF、BRAF V600E、SAPK2、PTK5、Ab1、CSF1R
瑞派替尼	KIT、PDGFRA、PDGFRB、TIE2、VEGFR-2、BRAF
阿伐替尼	PDGFRA、PDGFRA D842、KIT11、KIT11/17、KIT17

表1-13　间质瘤治疗靶向药物

药品类别	通用名	商品名	生产企业	规格
多激酶抑制剂	伊马替尼	格列卫	Novartis	0.1g
	瑞派替尼	擎乐	Deciphera Pharmaceuticals	50mg
PDGFRA	阿伐替尼	泰吉华	Blueprint Medicines	100mg 200mg 300mg

二、mTOR 抑制剂

磷脂酰肌醇 3- 激酶（PI3K）/ 蛋白激酶 B（AKT）/ 哺乳动物雷帕霉素靶蛋白（mTOR）信号通路，简称 PAM 信号通路，能够调控肿瘤细胞生长、增殖、存活、血管生成等过程，在乳腺癌的发生和发展中发挥重要的作用，同时，PAM 信号通路过度激活是内分泌治疗、化疗、靶向治疗耐药的重要机制之一，不仅使乳腺癌细胞适应雌激素剥夺，通过多药耐药相关蛋白和抗凋亡作用促进化疗耐药，还通过激活 PAM 信号通路相关蛋白参与 CDK4/6 抑制剂和抗 HER2 治疗耐药的发生。

目前，PAM 信号通路中的关键分子为靶点的抗癌治疗主要包括 PI3K 抑制剂 Alpelisib（美国 FDA 已批准）和 mTOR 抑制剂依维莫司（美国 FDA、NMPA 均已批准上市）。

此外，依维莫司还用于晚期肾癌的治疗，包括二线单药治疗或联合仑伐替尼联合，作为 TKI 治疗失败的晚期肾癌二线治疗。单药治疗标准剂量为 10mg qd，联合治疗中仑伐替尼标准剂量为 18mg qd，依维莫司为 5mg qd。

三、HDAC 抑制剂

核小体作为真核生物染色质的基本单位，通过对组蛋白核心的 N 端的乙酰化、甲基化、磷酸化、泛素蛋白化的修饰作用而影响细胞的功能。

组蛋白乙酰化酶（Histone Acetylase，HAT）及组蛋白去乙酰化酶（Histone Deacetylases，HDAC）之间的动态平衡控制着染色质的结构和基因表达。当组蛋白去乙酰化水平增加，乙酰化水平相对降低，即会导致正常的细胞周期与代谢行为的改变而诱发肿瘤及神经退行性变。

HDAC 抑制剂就是基于上述表观遗传学理论发现的一类新型药物，HDAC 抑制剂以 HDAC 为靶标，通过抑制 HDAC 活性，调节组蛋白的乙酰化状态，促进抗肿瘤转录因子的转录和表达，调控相关信号通路，发挥抗肿瘤的生物效应。研究显示，HDAC 抑制剂能通过促进细胞分化，阻滞细胞周期，诱导细胞凋亡，上调肿瘤抑制基因如 p21cip/WAF 的表达等作用，发挥抗肿瘤效应。

目前已上市的 HDAC 抑制剂目前仅有西达本胺，在实体瘤的治疗中，目前获批既往内分泌治疗进展的 HR+/HER2– 绝经后的晚期乳腺癌的治疗。

表 1-14　mTOR、HDAC 抑制剂

药品类别	通用名	商品名	生产企业	规格
mTOR 抑制剂	依维莫司	飞尼妥	Novartis	2.5mg 5mg 10mg
HDAC 抑制剂	西达本胺	爱谱沙	深圳微芯生物科技 股份有限公司	5mg

四、NTRK 抑制剂

NTRK 基因变异包括 NTRK 基因融合、突变、扩增和 mRNA 过表达。NTRK 基因融合可通过产生嵌合癌基因导致潜在信号通路不受控制的激活，以此促进肿瘤细胞的增殖、迁移、侵袭和血管生成。

NTRK 非融合基因的改变，如突变、扩增和 mRNA 过表达可见于大约 14% 的泛癌样本中，NTRK 基因扩增也被证实与癌转移有关。目前，拉罗替尼和恩曲替尼这两种 NTRK 抑制剂在国内有条件批准获批用于治疗具有 NTRK 基因融合的晚期实体瘤。

表 1-15　NTRK 抑制剂

通用名	商品名	生产企业	规格
拉罗替尼	维泰凯	Bayer AG	25mg 100mg
恩曲替尼	罗圣全	Roche Pharma （Schweiz）AG	100mg 200mg

2 第二章
药品遴选、采购与
储存环节风险管理

《药品管理法》对医疗机构的药品管理规定：医疗机构购进药品，应当建立并执行进货检查验收制度，验明药品合格证明和其他标识。同时要求医疗机构应当有与所使用药品相适应的场所、设备、仓储设施和卫生环境，制定和执行药品保管制度，采取必要的冷藏、防冻、防潮、防虫、防鼠等措施，保证药品质量。

第一节　药品遴选环节风险管理

《处方管理办法》（2007 年 5 月 1 日起施行）第 15 条规定：医疗机构应当根据本机构性质、功能、任务，制定药品处方集。《医疗机构药事管理规定》要求二级及以上医院需成立药事管理与药物治疗学委员会，负责建立药品遴选制度，制定本机构《处方集》和《基本用药供应目录》。

医疗机构应建立科学的药品评价与遴选制度，包括新药引进、品种增补、替换及淘汰等原则、范围、方法和程序，并形成制度规范，相关制度由药事管理与药物治疗学委员会监督实施。药品目录实行动态管理、定期调整，以确保药品的品种结构合理，保障患者接受安全、有效、经济、适宜的药物治疗。

遴选制度应建立客观、以循证医学为基础的药品遴选标准，从药学特性、有效性、安全性、经济性等方面进行综合评价，制作适合于本院的药品遴选评价表。

第二节　采购入库环节风险管理

一、常规采购

医疗机构应建立从药品入库到患者用药的全过程管理，确保患者用药安全。严格落实药品采购入库验收等相关管理制度。在日常工作中，应重视采购人员、入库验收人员素质能力的培养，严格落实两票制，确保票、货、账相符，规范购进渠道，避免入库差错。

二、药品临时采购

为保证患者临床治疗需要，在医院临床药品供应目录内没有可以替代的药品的情况下，临床医师可以申请采购临时用药。临时用药采购应符合各省（自治区）药品集中采购文件管理要求，并在指定的药品集中采购平台进行采购。临时用药采购每次仅限单人单疗程，需要多疗程使用的，每疗程都应填写临床用药采购申请，并附患者病情摘要、临床使用的循证依据等材料。临时用药申请应遵守卫生行风建设"九项准则"要求，严禁有商业目的的临时用药申请，药学部对申请表应进行严格审核，确保临时用药申请符合患者治疗的需要。

三、厂家与规格

由于篇幅限制，本书收录的肿瘤靶向蛋白激酶抑制剂以原研药物为准，临床应用时间较长的药物，多数已过药物专利期，市场上同时有原研药物及仿制药物供应，应特别注意同一通用名不同厂家药物的规格及使用方法，用药前应注意阅读药品说明书。

第三节 贮存环节风险管理

一、药品贮存

《医疗机构药品监督管理办法（试行）》规定：医疗机构应当有专用的场所和设施、设备贮存药品。药品的存放应当符合药品说明书标明的条件。本文收录的肿瘤靶向蛋白激酶抑制剂保存条件一般为 25℃ 或 30℃ 以下，温度、避光、防潮，上市持有人、药品性状、保存条件、效期等具体贮存信息见表 2-1。

表 2-1 药品贮存信息

通用名	上市持有人	性状	保存条件	有效期
吉非替尼	AstraZeneca AB	褐色，圆形，薄膜衣片	30℃以下保存	36 个月
厄洛替尼	Roche Registration GmbH	薄膜衣片，除去包衣后显白色	25℃保存，10~30℃之间亦可接受	36 个月
埃克替尼	贝达药业股份有限公司	棕红色薄膜衣片，除去包衣后显类白色	遮光，密封保存	36 个月
阿法替尼	Boehringer Ingelheim Pharmaceuticals	圆形、双面凸起、边缘斜面的薄膜衣片；20mg 白色或浅黄色；30mg 深蓝色；40mg 浅蓝色；50mg 深蓝色	保存在原始容器中，并保持容器紧闭，避光、避免潮湿，不超过 25℃保存	36 个月
达可替尼	Pfizer Europe MA EEIG	蓝色薄膜衣片，除去包衣后显白色或类白色	30℃以下保存	60 个月
奥希替尼	AstraZeneca AB	浅褐色的薄膜衣片，除去包衣后显白色至浅棕色	30℃以下保存	36 个月
阿美替尼	江苏豪森药业集团有限公司	淡黄色薄膜衣片，除去包衣后显类白色至浅黄色	密封，30℃以下保存	36 个月

续表

通用名	上市持有人	性状	保存条件	有效期
伏美替尼	上海艾力斯医药科技股份有限公司	黄色片	避光、密封，25℃以下保存	18个月
贝福替尼	贝达药业股份有限公司	内容物为白色或类白色粉末	不超过25℃保存	18个月
克唑替尼	PFIZER EUROPE MA EEIG	胶囊剂，内容物为白色至淡黄色粉末	30℃以下保存	36个月
阿来替尼	Roche Registration GmbH	白色硬胶囊，内容物为白色至淡黄色粉末或块状粉末	避光、密闭，30℃以下保存	36个月
塞瑞替尼	Novartis Europharm Limited	胶囊剂，内容物为白色至类白色粉末	贮存温度不得高于25℃，在原始包装内存放	24个月
布格替尼	Takeda Pharma A/S	白色至类白色薄膜衣片，除去包衣后显白色或类白色；30mg圆形；90mg椭圆形；180mg椭圆形	不超过30℃保存	36个月
恩沙替尼	贝达药业股份有限公司	内容物为白色或类白色粉末	遮光、密封，25℃以下保存	18个月

续表

通用名	上市持有人	性状	保存条件	有效期
伊鲁阿克	齐鲁制药有限公司	白色薄膜衣片，除去薄膜衣后显白色或类白色	密封，不超过30℃保存	24个月
洛拉替尼	Pfizer Europe MA EEIG	薄膜衣片，除去包衣后显白色；25mg浅粉色圆形片；100mg深粉色椭圆形片	30℃以下保存	36个月
塞普替尼	Eli Lilly Nederland B.V	不透明胶囊，内容物为白色或类白色至浅黄色粉末；40mg灰色；80mg蓝色	密封，不超过30℃保存，开封后的药品请保存于原包装瓶内	24个月
普拉替尼	Blueprint Medicines Corporation	胶囊剂，本品内容物为白色或类白色粉末	密封，不超过25℃保存。开启后保持原包装防潮贮藏，请勿丢弃包装中的干燥剂	24个月
赛沃替尼	和记黄埔医药（上海）有限公司	薄膜衣片，除去包衣后显白色至黄色	密封，常温保存	24个月
谷美替尼	上海海和药物研究开发股份有限公司	米红色至粉红色片	密封，不超过30℃干燥保存	18个月

续表

通用名	上市持有人	性状	保存条件	有效期
莫博赛替尼	Takeda Pharmaceuticals U.S.A., Inc.	白色胶囊，内容物为白色至淡黄色粉末	密封，不超过30℃保存	24个月
舒沃替尼	迪哲（江苏）医药股份有限公司	黄色薄膜衣片，除去包衣后显白色至淡黄色	密封，不超过30℃干燥处保存	18个月
吡咯替尼	江苏恒瑞医药有限公司	薄膜衣片，除去包衣后显黄色	密封，在25℃以下干燥处保存。启封后保存不得超过一个月	24个月
奈拉替尼	Puma Biotechnology, Inc.	红色椭圆形薄膜衣片，除去包衣后显白色至淡黄色	密封，不超过25℃保存	36个月
哌柏西利	Pfizer Europe MA EEIG	胶囊剂，内容物为类白色至黄色粉末	在25℃以下室温保存，开封后的药品请保存于原包装瓶内	36个月
达尔西利	江苏恒瑞医药股份有限公司	白色薄膜衣片，除去包衣后显类白色至淡黄色	密封，不超过25℃保存	18个月

续表

通用名	上市持有人	性状	保存条件	有效期
瑞波西利	Novartis Pharma Schweiz AG	浅灰紫色、圆形、曲面、带斜边薄膜包衣片，直径约 11.1mm	不超过 30℃保存	36 个月
阿贝西利	Eli Lilly Nederland B.V.	长椭圆形薄膜衣片；50mg 橙黄色；100mg 白色或类白色；150mg 浅黄色	30℃以下，密封保存	36 个月
依维莫司	Novartis Pharma Schweiz AG	白色或微黄色片	30℃以下贮藏。避光，防潮	36 个月
西达本胺	深圳微芯生物科技股份有限公司	类白色片	遮光，密封，25℃以下保存	36 个月
奥拉帕利	ASTRAZENECA AB	薄膜衣片，椭圆形，双凸片。150mg 绿色至绿色/灰色；100mg 黄色至深黄色	30℃以下保存	36 个月
尼拉帕利	再鼎医药（上海）有限公司	内容物为白色至类白色粉末	密封，在 25℃以下保存	18 个月
氟唑帕利	江苏恒瑞医药股份有限公司	内容物为白色粉末	密封，30℃以下保存	18 个月

续表

通用名	上市持有人	性状	保存条件	有效期
帕米帕利	百济神州（苏州）生物科技有限公司	内容物为黄色微丸	密封，常温保存	24个月
阿帕替尼	江苏恒瑞医药股份有限公司	薄膜衣片，除去包衣后显白色或类白色	遮光、密封，25℃以下保存	24个月
呋喹替尼	和记黄埔医药（上海）有限公司	内容物为白色至类白色粉末	密封，30℃以下保存	36个月
阿昔替尼	Pfizer Europe MA EEIG	薄膜衣片；1mg红色圆形；5mg红色三角形	30℃以下温度保存	36个月
培唑帕尼	Novartis PharmaSchweiz AG	胶囊薄膜形薄膜衣片；200mg粉红色；400mg白色	30℃以下保存	24个月
索拉非尼	Bayer AG	红色圆形片	低于25℃密封保存	36个月
舒尼替尼	PFIZER EUROPE MA EEIG	胶囊剂，内容物为黄色至黄橙色的颗粒	保存于25℃；允许范围为15~30℃	36个月

续表

通用名	上市持有人	性状	保存条件	有效期
多纳非尼	苏州泽璟生物制药股份有限公司	红色圆形薄膜衣片，除去包衣后显类白色	密封，25℃以下保存	36个月
瑞戈非尼	Bayer AG	椭圆形薄膜衣片，除去包衣后显类白色或类白色	在25的℃以下室温保存。打开瓶盖后本品在7周内可保持稳定	36个月
仑伐替尼	Eisai GmbH	内容物为白色至类白色颗粒	不超过30℃保存	48个月
安罗替尼	正大天晴药业集团股份有限公司	胶囊剂，内容物为白色或类白色粉末或颗粒	遮光，密闭，在25℃以下保存	24个月
索凡替尼	和记黄埔医药（上海）有限公司	内容物为类白色粉末	密封，常温保存。	24个月
维莫非尼	Roche Registration GmbH	两面凸起、粉白色至橙白色的薄膜衣片	30℃以下保存，防止受潮	36个月

通用名	上市持有人	性状	保存条件	有效期
达拉非尼	Novartis Europharm Limited	深红色（50mg 规格）或深粉色（75mg 规格）胶囊，内容物为白色至类白色粉末	遮光，密闭，干燥处 30℃以下保存。启封后需带干燥剂贮存在原包装中	24 个月
曲美替尼	Novartis Europharm Limited	近椭圆形，双面凸薄膜包衣片；0.5mg 黄色；2mg 粉红色	遮光，密闭，2~8℃储存。存放在原始包装中，保持药瓶紧闭，请勿去除干燥剂。一旦打开，药瓶可以在不超过 30℃下存放 30 天	24 个月
伊马替尼	Novartis Pharma Schweiz AG	胶囊剂，内容物为白色至黄色粉末；片剂，深黄色至棕黄色双凸的薄膜衣片	30℃以下保存	24 个月（胶囊），36 个月（片剂）
阿伐替尼	Blueprint Medicines Corporation	薄膜衣片，白色圆形（100mg 规格）或椭圆形（200mg 和 300mg 规格），除去包衣后显白色，类白色或类黄色	密闭，不超过 25℃保存	24 个月

续表

通用名	上市持有人	性状	保存条件	有效期
瑞派替尼	Deciphera Pharmaceuticals, LLC	白色至类白色椭圆形片	密封，25℃以下保存	24个月
恩曲替尼	Roche Pharma(Schweiz) AG	胶囊剂，内容物为白色至黄色粉色或浅橙色粉末或块状物	密封，不超过30℃保存，将胶囊储存在原容器中，封瓶以防潮	36个月
拉罗替尼	Bayer AG	白色不透明硬胶囊，内容物为类白色至黄色至黄色粉末	密闭，不超过30℃保存	36个月

二、药品在架管理

药品在架管理应注意药品的摆放及标识管理，应根据药品特性及临床应用，确定合理的货位，最大限度避免药品发放错误。肿瘤靶向蛋白激酶抑制剂的在架管理主要涉及易混淆药品及高警示药品的管理。

易混淆药品指药名相似、一品多规、包装类似或其他因素导致混淆的药品。肿瘤靶向蛋白激酶抑制剂通用名"听似"药品较多，见表2-2，应分开放置，避免并列排放。对于听似、看似、多规、多剂型的易混淆药品采取统一的标识进行提示。

表2-2 听似药品列表

组别	药品名称
1	阿昔替尼、阿帕替尼、阿美替尼、阿来替尼、阿法替尼、阿伐替尼、阿贝西利
2	普拉替尼、尼拉帕利、奈拉替尼、洛拉替尼、拉罗替尼
3	曲美替尼、谷美替尼、伏美替尼、阿美替尼
4	赛沃替尼、塞瑞替尼、塞普替尼

高警示药品指一旦使用不当发生用药错误，会对患者造成严重伤害甚至危及其生命的药品，本书所涉药品均属于高警示药品，应根据抗肿瘤药物高警示药品分级建立专用标识，对于风险程度较高的进行专区/专柜存放，专人管理；对于特殊品种，可根据各医院

实际使用及管理制度，建立账目管理，专人负责，日常盘点、交接，保证账物相符。

三、批号与有效期

药品批号是用于识别某一批产品的一组数字或数字加字母，用于产品出现问题的溯源及召回。

药品生产日期是药品完成所有生产工序的日期，药品的有效期是指药品在规定的储存条件下，质量能够符合规定要求的期限。一旦储存方法发生改变，如药品从原包装内分出，则不适合长期保存，应及时使用。根据《药品管理法》，药品超过有效期，则不能继续销售、使用，否则按劣药处理。

药品有效期从生产日期开始，生产日期、有效期的标识方法不同，通常存在 3 种情况：标识生产日期、有效期；标识有效期至"年 / 月 / 日"；标识失效期至"年 / 月"。

对于抗肿瘤的小分子酪氨酸激酶抑制剂，需注意如药房进行拆包装，应注意合理规划药品拆零的用量并注意保存环境与原包装保持一致，并嘱患者及时使用。此外，对于整包装发放的药品，如瓶装药品一旦开封，其效期缩短，应在用药交代时嘱咐患者注意保存环境并及时使用，本书收录的药品有效期及保存条件见表 2-1。

四、药品院内物流管理

　　肿瘤靶向蛋白激酶抑制剂涉及院内物流，常见的路径包括从药库运输至中心药房、门诊药房，中心药房运输至病区，或中心药房、门诊药房之间的药品调拨。药品的院内物流应符合说明书规定的贮存条件，尤其是拆零药品的运输，应注意避光。

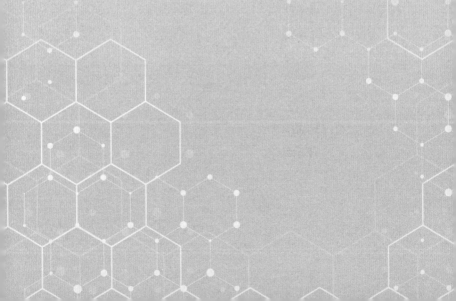

3

第三章

临床使用环节
风险管理

第一节　处方 / 医嘱管理

一、处方权限

近年来，抗肿瘤药物分级管理已成为趋势，各医院应根据《抗肿瘤药物临床应用管理办法（试行）》（国卫医函〔2020〕487 号）并结合院内药品使用情况，制定符合本院管理实际的分级管理目录，将抗肿瘤药物分为普通使用级和限制使用级，并明确医生处方权限。

与传统化疗药物相比，肿瘤靶向蛋白激酶抑制剂治疗效果优越、使用方便、使用时间相对较长、适用范围广泛，但其错误使用仍可造成严重后果，作为新型抗肿瘤药物的重要组成部分，建议肿瘤靶向蛋白激酶抑制剂划归为限制级进行管理。

2023 年 9 月，中国医药教育协会发布了《医疗机构高警示药品风险管理规范（2023 版）》，静脉用抗肿瘤药物警示级别为 A 级，口服抗肿瘤药物中传统治疗药物及内分泌治疗警示级别为 B 级，口服抗肿瘤药物中靶向治疗药物警示级别为 C 级。

二、适应证

国家药品监督管理局（National Medical Products Administration，NMPA）批准的说明书适应证是最具有法律效力的适应证范围。鉴于肿瘤治疗的复杂性及药物治疗的快速发展，卫生管理部门颁布的诊疗规范，中国临床肿瘤学会（Chinese Society of Clinical Oncology，CSCO）等颁布的各瘤种治疗指南也为抗肿瘤药物临床合理使用提供了依据。

三、适用人群

抗肿瘤治疗对适用人群具有瘤种、病理类型、分期等方面具有要求，越来越多的药物要求在用药前有相对应的病理或基因检测结果，如肺癌患者使用一、二代 EGFR 抑制剂要求肿瘤组织或循环肿瘤细胞（ctDNA）存在 EGFR 敏感突变（19del、L858R）方可使用；乳腺癌患者使用抗 HER2 抑制剂要求肿瘤组织 HER2 过表达，即免疫组化 HER2（3+）或 HER2（2+）同时 FISH 存在扩增等。不同抗肿瘤抑制剂的使用要求见表 3–1。

表 3-1　用药前检测

通用名	用药前检测
吉非替尼	EGFR 突变状态
厄洛替尼	EGFR 突变状态
埃克替尼	EGFR 突变状态
阿法替尼	EGFR 突变状态
达可替尼	EGFR 突变状态
奥希替尼	EGFR 突变状态 /EGFR T790M
阿美替尼	EGFR T790M
伏美替尼	EGFR T790M
贝福替尼	EGFR T790M
克唑替尼	ALK 阳性或 ROS1 阳性
阿来替尼	ALK 阳性
塞瑞替尼	ALK 阳性
布格替尼	ALK 阳性
恩沙替尼	ALK 阳性
伊鲁阿克	ALK 阳性
洛拉替尼	ALK 阳性
塞普替尼	NSCLC（RET 基因融合阳性），MTC（RET 突变）
普拉替尼	RET 基因融合阳性
赛沃替尼	MET 外显子 14 跳变阳性
谷美替尼	MET 外显子 14 跳变阳性
莫博赛替尼	EGFR 外显子 20 插入突变
舒沃替尼	EGFR 外显子 20 插入突变
吡咯替尼	HER2 阳性

续表

通用名	用药前检测
奈拉替尼	HER2 阳性
哌柏西利	HR+/HER2–*
达尔西利	HR+/HER2–*
瑞波西利	HR+/HER2–*
阿贝西利	HR+/HER2–*
依维莫司	无需
西达本胺	HR+/HER2– 乳腺癌
奥拉帕利	BRCA1/2 突变或 HRD 阳性［BRCA1/2 有害或疑似有害突变和（或）基因组不稳定］
尼拉帕利	无需
氟唑帕利	gBRCA 突变
帕米帕利	gBRCA 突变
阿帕替尼	无需
呋喹替尼	无需
阿昔替尼	无需
培唑帕尼	无需
索拉非尼	无需
舒尼替尼	无需
多纳非尼	无需
瑞戈非尼	无需
仑伐替尼	无需
安罗替尼	无需
索凡替尼	无需
维莫非尼	BRAF V600 突变阳性

续表

通用名	用药前检测
达拉非尼	BRAF V600 突变阳性
曲美替尼	BRAF V600 突变阳性
伊马替尼	GIST KIT（CD117）阳性
阿伐替尼	PDGFRA 外显子 18 突变
瑞派替尼	无需
恩曲替尼	NTRK 融合基因且不包括已知获得性耐药突变（肿瘤组织，同时经指定的第三方审核）；ROS1 阳性
拉罗替尼	NTRK 融合基因且不包括已知获得性耐药突变（肿瘤组织，同时经指定的第三方审核）

注：*HR+/HER2-：激素受体（Hormone Receptor，HR）阳性且同时 HER2 表达阴性

四、禁忌证

肿瘤靶向蛋白激酶抑制剂的适应证及辅料信息见表 3-2。

表 3-2　TKIs 适应证及辅料

通用名	适应证	辅料
吉非替尼	单药适用于具有 EGFR 基因敏感突变的局部晚期或转移性 NSCLC 患者的治疗	片芯：乳糖一水合物、微晶纤维素、交联纤维素钠、聚维酮、十二烷基硫酸钠和硬脂酸镁 涂层：羟丙纤维素、聚乙二醇 300、二氧化钠、红色氧化铁、黄色氧化铁

通用名	适应证	辅料
厄洛替尼	1. 本品单药适用于表皮生长因子受体（EGFR）基因具有敏感突变的局部晚期或转移性非小细胞肺癌（NSCLC）患者的治疗，包括一线治疗、维持治疗，或既往接受过至少一次化疗进展后的二线及以上治疗 2. 不推荐本品联合含铂化疗方案（卡铂＋紫杉醇；或者吉西他滨＋顺铂）作为局部晚期或转移的 NSCLC 患者一线治疗	乳糖一水合物、羟丙基甲基纤维素、羟丙基纤维素、硬脂酸镁、微晶纤维素、乙醇酸淀粉钠、十二烷基硫酸钠、二氧化钛、痕量 FD&C 黄 #6（25mg）用于产品识别 *
埃克替尼	1. 本品单药适用于治疗 EGFR 基因具有敏感突变的局部晚期或转移性 NSCLC 患者的一线治疗 2. 本品单药可适用于治疗既往接受过至少一个化疗方案失败后的局部晚期或转移性 NSCLC，既往化疗主要是指以铂类为基础的联合化疗 3. 本品单药适用于 Ⅱ～ⅢA 期伴有 EGFR 基因敏感突变 NSCLC 术后辅助治疗 4. 不推荐本品用于 EGFR 野生型 NSCLC 患者	微晶纤维素、乳糖、交联羧甲基纤维素钠、PVPK30、二氧化硅、硬脂酸镁
阿法替尼	1. 用于既往未接受过 NSCLC TKIs 治疗的 EGFR 基因敏感突变的局部晚期或转移性 NSCLC 2. 用于治疗含铂类药化疗期间或化疗后疾病进展的局部晚期或转移性鳞状组织学类型的 NSCLC	非活性成分片核心：乳糖一水合物、微晶纤维素、交联聚维酮、胶体二氧化硅、硬脂酸镁 片剂包衣：羟丙甲纤维素、聚乙二醇、二氧化钛、滑石粉、聚山梨醇酯 80、FD&C 蓝 #2（仅 40mg 和 30mg 片剂）

通用名	适应证	辅料
达可替尼	单药用于表皮生长因子受体（EGFR）19 号外显子缺失突变或 21 号外显子 L858R 置换突变的局部晚期或转移性非小细胞肺癌（NSCLC）患者的一线治疗	乳糖一水合物、微晶纤维素、乙醇酸淀粉钠、硬脂酸镁 薄膜涂层欧巴代 II 蓝：聚乙烯醇 – 部分水解、滑石粉、二氧化钛、聚乙二醇 3350、FD&C 蓝 #2/ 靛蓝铝色淀 *
奥希替尼	1.用于 I B~ III A 期存在表皮生长因子受体（EGFR）外显子 19 缺失或外显子 21（L858R）置换突变的非小细胞肺癌（NSCLC）患者的治疗，患者须既往接受过手术切除治疗，并由医生决定接受或不接受辅助化疗（3 年） 2.具有表皮生长因子受体（EGFR）外显子 19 缺失或外显子 21（L858R）置换突变的局部晚期或转移性非小细胞肺癌（NSCLC）成人患者的一线治疗 3.既往经 EGFR 酪氨酸激酶抑制剂（TKI）治疗时或治疗后出现疾病进展，并且经检测确认存在 EGFR T790M 突变阳性的局部晚期或转移性 NSCLC 成人患者的治疗	片芯：甘露醇、微晶纤维素、低取代羟丙基纤维素、富马酸硬脂酰钠 片剂包衣：聚乙烯醇、二氧化钛、聚乙二醇 3350、滑石、氧化铁黄、氧化铁红、氧化铁黑

通用名	适应证	辅料
阿美替尼	既往 EGFR TKI 治疗时或治疗后出现疾病进展且疾病出现进展，存在 EGFR T790M 突变阳性的局晚期或转移性 NSCLC	无
伏美替尼	既往经表皮生长因子受体（EGFR）酪氨酸激酶抑制剂（TKI）治疗时或治疗后出现疾病进展，并且经检测确认存在 EGFR T790M 突变阳性的局部晚期或转移性非小细胞肺癌（NSCLC）成人患者的治疗	无
贝福替尼	适用于既往经表皮生长因子受体（EGFR）酪氨酸激酶抑制剂（TKI）治疗时或治疗后出现疾病进展，并且经检测确认存在 EGFR T790M 突变阳性的局部晚期或转移性非小细胞肺癌（NSCLC）成人患者的治疗	甘露醇、微晶纤维素、羧甲淀粉钠、胶态二氧化硅、硬脂富马酸钠
克唑替尼	NSCLC： 1. 间变性淋巴瘤（ALK）阳性的局晚期或转移性 NSCLC 2. ROS1 阳性的晚期 NSCLC	二氧化硅、微晶纤维素、无水磷酸氢钙、羟甲基淀粉钠、硬脂酸镁

通用名	适应证	辅料
阿来替尼	单药：间变性淋巴瘤激酶（ALK）阳性的局晚或转移性 NSCLC	乳糖一水合物，羟丙纤维素，十二烷基硫酸钠，硬脂酸镁和羧甲纤维素钙。胶囊壳中含有羟丙甲纤维素，卡拉胶，氯化钾，二氧化钛，玉米淀粉和巴西棕榈蜡。印墨中含有氧化铁红（E172）、氧化铁黄（E172）、FD&C 蓝 #2 铝色淀（E132）、巴西棕榈蜡、白虫胶、单油酸甘油酯、1–丁醇和无水乙醇
塞瑞替尼	经克唑替尼治疗后进展的或对克唑替尼不耐受的间变性淋巴瘤激酶（ALK）阳性的局晚期或转移性 NSCLC	微晶纤维素、低取代羟丙纤维素、羧甲淀粉钠（A型）、硬脂酸镁、胶态二氧化硅、硬明胶胶囊壳
布格替尼	适用于间变性淋巴瘤激酶（ALK）阳性的局部晚期或转移性的非小细胞肺癌（NSCLC）患者的治疗	乳糖一水合物、微晶纤维素、羧甲淀粉钠（A型）、硬脂酸镁和疏水性胶态二氧化硅、白色欧巴代Ⅱ
恩沙替尼	此前接受过克唑替尼治疗后进展的或对克唑替尼不耐受的间变性淋巴瘤激酶（ALK）阳性的局晚期或转移性非小细胞肺癌的治疗	无
伊鲁阿克	适用于既往接受过克唑替尼治疗后疾病进展或对克唑替尼不耐受的间变性淋巴瘤激酶（ALK）阳性的局部晚期或转移性非小细胞肺癌（NSCLC）患者的治疗	微晶纤维素、预胶化淀粉、羧甲淀粉钠、羟丙甲纤维素、二氧化硅、硬脂酸镁薄膜包衣预混剂（胃溶型）中含有羟丙甲纤维素、二氧化钛、聚乙二醇

肿瘤（实体瘤）靶向治疗用药蛋白激酶抑制剂风险管理手册

通用名	适应证	辅料
洛拉替尼	本品单药适用于间变性淋巴瘤激（ALK）阳性的局部晚期或转移性非小细胞肺癌患者的治疗	微晶纤维素、无水磷酸氢钙、羧甲淀粉钠、硬脂酸镁、薄膜包衣预混剂
塞普替尼	1. 本品用于转染重排（RET）基因融合阳性的局部晚期转移性非小细胞肺癌（NSCLC）成人患者的治疗 2. 本品适用于需要系统性治疗的晚期或转移性RET突型甲状腺髓样癌（MTC）成人和12岁及以上儿童患者的疗，以及需要系统性治疗且放射性碘难治（如果放射碘适用）的晚期或转移性RET融合阳性甲状腺癌成人和2岁及以上儿童患者的治疗	胶囊内容物：微晶纤维素、胶态二氧化硅 40mg胶囊壳：明胶、二氧化钛、氧化铁 80mg胶囊壳：明胶、二氧化钛、FD&C 蓝 #1
普拉替尼	本品用于既往接受过含铂化疗的转染重排（RET）基因融合阳性的局部晚期或转移性非小细胞肺癌（NSCLC）成人患者的治疗	羟丙甲纤维素、微晶纤维素、碳酸氢钠、无水枸橼酸、硬脂酸镁、预胶化淀粉、羟丙甲纤维素空心胶囊
赛沃替尼	本品用于含铂化疗后疾病进展或不耐受标准含铂化疗的、具有间质-上皮转化因子（MET）外显子14跳变的局部晚期或转移性非小细胞肺癌成人患者	无

通用名	适应证	辅料
谷美替尼	本品用于治疗具有间质－上皮转化因子（MET）外显子 14 跳变的局部晚期或转移性非小细胞肺癌	邻苯二甲酸羟丙甲纤维素酯（HPMCP）、聚乙烯吡咯烷酮（VA64，共聚维酮）、硬脂酸聚烃氧（40）酯、胶态二氧化硅、枸橼酸、交联聚维酮、硬脂富马酸钠、十二烷基硫酸钠、氧化铁红
莫博赛替尼	本品适用于治疗含铂化疗期间或之后进展且携带表皮生长因子受体（EGFR）20 号外显子插入突变的局部晚期或转移性非小细胞肺癌（NSCLC）成人患者	明胶空心胶囊 辅料：胶囊壳含有明胶和钛二氧化物 油墨：虫胶、脱水醇、异丙醇、丁醇、丙二醇、强氨溶液、氧化铁黑、氢氧化钾、纯净水
舒沃替尼	适用于既往经含铂化疗治疗时或治疗后出现疾病进展，或不耐受含铂化疗，并且经检测确认存在表皮生长因子受体（EGFR）20 号外显子插入突变的局部晚期或转移性非小细胞肺癌（NSCLC）的成人患者	乳糖、微晶纤维素、胶态二氧化硅、交联羧甲纤维素钠、羟丙纤维素、硬脂酸镁、薄膜包衣预混剂
吡咯替尼	联合：卡培他滨，HER2 阳性，既往化疗，使用或未使用曲妥珠单抗者 使用本品前患者应接受过蒽环类或紫杉类化疗	无
奈拉替尼	适用于人类表皮生长因子受体 2（HER2）阳性的早期乳腺癌成年患者，在接受含曲妥珠单抗辅助治疗之后的强化辅助治疗	片芯：胶体二氧化硅、甘露醇、微晶纤维素、聚维酮、硬脂酸镁、纯净水 红膜涂层：聚乙烯醇、二氧化钛、聚乙二醇、滑石粉、氧化铁红

续表

通用名	适应证	辅料
哌柏西利	激素受体（HR）阳性、人表皮生长因子受体2（HER2）阴性的局部晚期或转移性乳腺癌，应与芳香化酶抑制剂联合使用作为绝经后女性患者的初始内分泌治疗	微晶纤维素、单水乳糖、羧甲基淀粉钠、胶态二氧化硅、硬脂酸镁
达尔西利	联合氟维司群，适用于既往接受内分泌治疗后出现疾病进展的激素受体（HR）阳性、人表皮生长因子受体2（HER2）阴性的复发或转移性乳腺癌	无
瑞波西利	适用于与芳香化酶抑制剂联合用药，作为激素受体（HR）阳性、人表皮生长因子受体2（HER2）阴性局部晚期或转移性乳腺癌绝经前或围绝经期女性患者的初始内分泌治疗，使用内分泌疗法治疗时应联用黄体生成素释放激素（LHRH）激动剂	微晶纤维素、低取代羟丙纤维素、交联聚维酮、硬脂酸镁、胶态二氧化硅、包衣预混剂
西达本胺	1.既往至少接受过一次全身化疗的复发或难治性外周T细胞淋巴瘤（PTCL） 2.乳腺癌：联合AIs（芳香化酶抑制剂）用于激素受体阳性、人表皮生长因子受体2阴性，绝经后，经内分泌治疗复发或进展的局部晚期或转移性乳腺癌患者	无

通用名	适应证	辅料
阿贝西利	1. 早期乳腺癌：联合内分泌治疗（他莫昔芬或芳香化酶抑制剂）用于激素受体（HR）阳性、人表皮生长因子受体 2（HER2）阴性、淋巴结阳性，高复发风险且 Ki-67 ≥ 20% 的早期乳腺癌成人患者的辅助治疗 2. 局晚期或转移性：激素受体（HR）阳性、人表皮生长因子受体 2（HER2）阴性的局部晚期或转移性乳腺癌：① 与芳香化酶抑制剂联合使用作为绝经后女性患者的初始内分泌治疗；② 与氟维司群联合用于既往曾接受内分泌治疗后出现疾病进展的患者	微晶纤维素 101、微晶纤维素 102、交联羟甲纤维素钠、乳糖、二氧化硅、硬脂富马酸钠、橙黄色色素混合物（50mg）、白色色素混合物（100mg）、黄色色素混合物（150mg）
尼拉帕利	1. 卵巢癌一线维持：晚期上皮性卵巢癌、输卵管癌或原发性腹膜癌成人患者对一线含铂化疗达到完全缓解或部分缓解后的维持治疗 2. 复发性卵巢癌维持治疗：用于铂敏感的复发性上皮性卵巢癌、输卵管癌或原发性腹膜癌成人患者在含铂化疗达到完全缓解或部分缓解后的维持治疗	胶囊填充物：硬脂酸镁和乳糖一水合物 胶囊外壳：白色胶囊主体为二氧化钛和明胶，紫色胶囊盖为 FD&C 蓝 #1、FD&C 红 #3、FD/C 黄 #5（柠檬黄）和明胶 黑色油墨：虫胶、无水酒精、异丙醇、丁醇、丙二醇、纯净水、强氨溶液、氢氧化钾、黑色氧化铁 白色油墨：虫胶、无水酒精、异丙醇、丁醇、丙二醇、氢氧化钠、聚维酮和二氧化钛

续表

通用名	适应证	辅料
依维莫司	1. 既往接受舒尼替尼或索拉非尼治疗失败的晚期肾细胞癌成人患者。不可切除的、局部晚期或转移性的、分化良好的（中度分化或高度分化） 2. 进展期胰腺神经内分泌瘤成人患者 3. 无法手术切除的、局部晚期或转移性的、分化良好的、进展期非功能性胃肠道或肺源神经内分泌肿瘤（NET）成人患者 4. 需要治疗干预但不适于手术切除的结节性硬化症（TSC）相关的室管膜下巨细胞星形细胞瘤（SEGA）成人和儿童患者 5. 用于治疗不需立即手术治疗的结节性硬化症相关的肾血管平滑肌脂肪瘤（TSC-AML）成人患者 6. 联合依西美坦用于治疗来曲唑或阿那曲唑治疗失败后的激素受体阳性、表皮生长因子受体-2阴性、绝经后晚期女性乳腺癌患者	无水乳糖、丁基羟基甲苯、交联聚维酮、羟丙基甲基纤维素、乳糖一水合物、硬脂酸镁*
帕米帕利	适用于既往经过二线及以上化疗的伴有胚系BRCA（gBRCA）突变的复发性晚期卵巢癌、输卵管癌或原发性腹膜癌患者的治疗	微晶纤维素微丸丸芯、羟丙甲纤维素、滑石粉和明胶空心胶囊

通用名	适应证	辅料
奥拉帕利	1. 上皮性卵巢癌、输卵管癌或原发性腹膜癌：① 本品单药用于携带胚系或体细胞 BRCA 突变（gBRCAm 或 sBRCAm）的晚期上皮性卵巢癌、输卵管癌或原发性腹膜癌成人患者在一线含铂化疗达到完全缓解或部分缓解后的维持治疗；② 本品联合贝伐珠单抗用于同源重组修复缺陷（HRD）阳性的晚期上皮性卵巢癌、输卵管癌或原发性腹膜癌成人患者在一线含铂化疗联合贝伐珠单抗治疗达到完全缓解或部分缓解后的维持治疗；③ 本品单药用于铂敏感的复发性上皮性卵巢癌、输卵管癌或原发性腹膜癌成人患者在含铂化疗达到完全缓解或部分缓解后的维持治疗 2. 前列腺癌：本品单药用于携带胚系或体细胞 BRCA 突变（gBRCAm 或 sBRCAm）且既往治疗（包括一种新型内分泌药物）失败的转移性去势抵抗性前列腺癌成人患者的治疗	共聚维酮、胶态二氧化硅、甘露醇、硬脂富马酸钠、薄膜包衣预混剂
氟唑帕利	1. 适用于既往经过二线及以上化疗的伴有胚系 BRCA 突变（gBRCAm）的铂敏感复发性卵巢癌、输卵管癌或原发性腹膜癌患者的治疗 2. 适用于铂敏感的复发性上皮性卵巢癌、输卵管癌或原发性腹膜癌成人患者在含铂化疗达到完全缓解或部分缓解后的维持治疗	无

通用名	适应证	辅料
阿帕替尼	1. 单药：胃腺癌、EGJ，既往至少接受过 2 种系统化疗后进展或复发的晚期胃癌，接受治疗时一般状况好 2. 单药：既往接受过至少一线系统治疗后失败或不可耐受的晚期肝细胞癌患者 3. 联合卡瑞利珠单抗：不可切除或转移性肝细胞癌患者的一线治疗	微晶纤维素、交联羧甲基纤维素钠、预胶化淀粉、硬脂酸镁、薄膜包衣预混剂（胃溶型）
呋喹替尼	单药：mCRC，既往接受过氟尿嘧啶类、奥沙利铂、伊立替康为基础的化疗，以及既往接受过或不适合接受抗血管内皮生长因子 VEGF 治疗、抗表皮生长因子受体 EGFR 治疗（RAS 野生型）的 mCRC	无
阿昔替尼	既往接受过一种酪氨酸激酶抑制剂或细胞因子治疗失败的进展期肾细胞癌	微晶纤维素、乳糖、交叉纤维素钠、硬脂酸镁和欧巴代 II 红薄膜涂层：乳糖、HPMC 2910/羟丙纤维素 15cP、二氧化钛、三乙酸甘油（三乙酸甘油）和红色氧化铁
培唑帕尼	晚期肾癌： 1. 一线治疗 2. 曾经接受细胞因子治疗的晚期肾细胞癌患者	片芯：硬脂酸镁、微晶纤维素、聚维酮、乙醇酸淀粉钠 涂层（灰色或粉红色薄膜）：羟丙甲纤维素、氧化铁黑、聚乙二醇 400、聚山梨醇酯 80、二氧化钛 *

通用名	适应证	辅料
索拉非尼	1. 不能手术的晚期肾细胞癌 2. 不能手术或远处转移的肝细胞癌 3. 局部复发或转移的进展性的放射性碘难治性分化型甲状腺癌	交联羧甲基纤维素钠、氧化铁红、羟丙基甲基纤维素、硬脂酸镁、微晶纤维素、聚乙二醇十二烷基硫酸钠、二氧化钛*
舒尼替尼	1. 不能手术的晚期肾细胞癌（RCC） 2. 伊马替尼治疗失败或不能耐受的胃肠间质瘤（GIST） 3. 不可切除的，转移性高分化进展期胰腺神经内分泌（pNET）成年患者	甘露醇、交联羧甲基纤维素钠、聚维酮（K-25）和硬脂酸镁
多纳非尼	1. 既往未接受过全身系统性治疗的不可切除肝细胞癌患者 2. 进展性、局部晚期或转移性放射性碘难治性分化型甲状腺癌患者	无
瑞戈非尼	1. 适用于治疗既往接受过以氟尿嘧啶、奥沙利铂和伊立替康为基础的化疗，以及既往接受过或不适合接受抗VEGF治疗、抗EGFR治疗（RAS野生型）的转移性结直肠癌（mCRC）者 2. 既往接受过甲磺酸伊马替尼及苹果酸舒尼替尼治疗的局部晚期的、无法手术切除的或转移性的胃肠道间质病（GIST）患者 3. 既往接受过索拉非尼治疗的肝细胞病（HCC）患者	纤维素微晶、交联纤维素钠、硬脂酸镁、聚维酮和胶体二氧化硅 薄膜衣：氧化铁红、氧化铁黄、卵磷脂（大豆）、聚乙二醇3350、聚乙烯醇、滑石粉和二氧化钛

通用名	适应证	辅料
仑伐替尼	1. 既往未接受过全身系统治疗的不可切除的肝细胞癌患者 2. 进展性、局部晚期或转移性放射性碘难治性分化型甲状腺癌患者	非活性成分：碳酸钙、羟丙基纤维素、低取代羟丙基纤维素、甘露醇、微晶纤维素和滑石粉 胶囊壳：羟丙纤维素、二氧化钛、氧化铁黄、氧化铁红 油墨：黑色氧化铁、氢氧化钾、丙二醇和紫胶
安罗替尼	1. 用于既往至少接受过 2 种系统化疗后出现进展或复发的局部晚期或转移性非小细胞肺癌患者的治疗 2. 用于腺泡状软组织肉瘤、透明细胞肉瘤以及既往至少接受过含蒽环类化疗方案治疗后进展或复发的其他晚期软组织肉瘤患者的治疗 3. 用于既往至少接受过 2 种化疗方案治疗后进展或复发的小细胞肺癌患者的治疗 4. 用于具有临床症状或明确疾病进展的、不可切除的局部晚期或转移性甲状腺髓样癌患者的治疗 5. 用于进展性、局部晚期或转移性放射性碘难治性分化型甲状腺癌患者	无
索凡替尼	单药适用于无法手术切除的局部晚期或转移性、进展期非功能性、分化良好（G1、G2）的胰腺和非胰腺来源的神经内分泌瘤	无

通用名	适应证	辅料
维莫非尼	BRAF V600 突变阳性的不可切除或转移性黑色素瘤。本品不能用于 BRAF 野生型黑色素瘤患者	片芯：醋酸羟丙甲纤维素琥珀酸酯、交联羧甲基纤维素钠、胶体二氧化硅、硬脂酸镁、羟丙基纤维素 涂层（粉白色）：聚乙烯醇、二氧化钛、聚乙二醇 3350、滑石粉、氧化铁红 *
达拉非尼	联合：BRAF V600 不变阳性的不可切除或转移性黑色素瘤，与曲美替尼联用	微晶纤维素、硬脂酸镁、胶态二氧化硅、羟丙甲纤维素胶囊壳
曲美替尼	联合甲磺酸达拉非尼，用于 BRAFV600 突变阳性：①不可切除或转移性黑色素瘤；②Ⅲ期黑色素瘤完全切除后的辅助治疗（年限 12 个月）	片芯：胶体二氧化硅、交联纤维素钠、羟丙纤维素、硬脂酸镁（植物源）、甘露醇、微晶纤维素、十二烷基硫酸钠 片剂包衣：羟丙纤维素、氧化铁红（2mg）、氧化铁黄（0.5mg）、聚乙二醇、聚山梨酸酯80（2mg）、二氧化钛
伊马替尼	除血液肿瘤： 1. 不能切除和（或）发生转移的恶性胃肠道间质瘤（GIST）的成人患者 2. 不能切除，复发的或发生转移的隆突性皮肤纤维肉瘤（DFSP） 3. 用于 KIT（CD117）阳性 GIST 手术切除后具有明显复发风险的成人患者的辅助治疗。极低及低复发风险的患者不应该接受该辅助治疗	胶体二氧化硅、交联聚维酮、羟丙基甲基纤维素、硬脂酸镁、微晶纤维素 片剂包衣：氧化铁、氧化铁黄、羟丙基甲基纤维素、聚乙二醇、滑石粉 *

通用名	适应证	辅料
阿伐替尼	携带血小板衍生生长因子受体α（PDGFRA）外显子18突变（包括PDGFRA D842V突变）的不可切除或转移性胃肠道间质瘤（GIST）成人患者	共聚维酮、交联羧甲基纤维素钠、硬脂酸镁、微晶纤维素 片剂包衣：聚乙二醇、聚乙烯醇、滑石粉、二氧化钛 阿伐替尼100mg，200mg和300mg片剂的蓝色印刷油墨含氢氧化铵、黑色氧化铁、酯化虫胶、FD&C蓝#1、异丙醇、正丁醇、丙二醇、二氧化钛*
瑞派替尼	适用于既往接受过3种或以上酪氨酸激酶抑制剂（包括伊马替尼）的晚期胃肠间质瘤（GIST）成人患者的治疗	交聚维酮、醋酸羟丙甲纤维素琥珀酯、乳糖—水合物、硬脂酸镁、微晶纤维素、二氧化硅*
恩曲替尼	1. 实体瘤（附条件批准）：本品适用于符合下列条件的成人和12岁及以上儿童实体瘤患者，经充分验证的检测方法诊断为携带神经营养酪氨酸受体激酶（NTRK）融合基因且不包括已知获得性耐药突变，患有局部晚期、转移性疾病或手术切除可能导致严重并发症的患者，以及无满意替代治疗或既往治疗失败的患者 2. 非小细胞肺癌（NSCLC）：本品适用于ROS1阳性的局部晚期或转移性非小细胞肺癌（NSCLC）成人患者	无水乳糖、酒石酸、羟丙甲纤维素、交联聚维酮、微晶纤维素、胶态二氧化硅、硬脂酸镁 胶囊壳：羟丙甲纤维素、二氧化钛、氧化铁黄（100mg）、日落黄（200mg） 印墨：虫胶、丙二醇、浓氨溶液、靛蓝铝色淀

通用名	适应证	辅料
拉罗替尼	适用于符合下列条件的成人和儿童实体瘤患者： 1. 经充分验证的检测方法诊断为携带神经营养酪氨酸受体激酶（NTRK）融合基因且不包括已知获得性耐药突变 2. 患有局部晚期、转移性疾病或手术切除可能导致严重并发症的患者 3. 无满意替代治疗或既往治疗失败的患者	纯净水、羟丙基β环糊精、蔗糖、甘油、山梨糖醇、柠檬酸、磷酸钠、枸橼酸钠二水合物、丙二醇、调味剂、羟基苯甲酸甲酯、山梨酸钾*

注：* 部分药物中文说明书未列辅料，辅料信息来自于原研药物美国 FDA 说明书

肿瘤靶向蛋白激酶抑制剂禁忌证较为一致，对药品活性物质或该产品任一赋形剂 / 辅料有严重过敏反应者为禁忌。此外，某些药物还将妊娠、哺乳等特殊人群、特殊药物相互作用等内容列入禁忌证下，详见表 3-3。

表 3-3 特殊禁忌证

通用名	特殊禁忌证 *（除原药、辅料过敏外）
哌柏西利	禁止使用圣约翰草制品
西达本胺	1. 妊娠期女性 2. 严重心功能不全（NYHA）心功能不全分级Ⅳ级
氟唑帕利	治疗期间和末次给药后 1 个月内停止哺乳
帕米帕利	治疗期间和末次给药后 1 个月内停止哺乳

通用名	特殊禁忌证 *（除原药、辅料过敏外）
阿帕替尼	对活动性出血、溃疡、肠穿孔、肠梗阻、大手术后30天内、药物不可控制的高血压、Ⅲ～Ⅳ级心功能不全（NYHA 标准）、重度肝肾功能不全者禁用
呋喹替尼	1. 严重活动性出血、活动性消化性溃疡、未愈合的胃肠穿孔、消化道瘘患者禁用 2. 重度肝肾功能不全者禁用 3. 妊娠期、哺乳期妇女禁用
索拉非尼	索拉非尼与紫杉醇和卡铂联合方案禁用于鳞状细胞肺癌
多纳非尼	1. 对于有活动性出血、活动性消化道溃疡、药物不可控制的高血压和重度肝功能不全患者禁用 2. 哺乳期妇女禁用
安罗替尼	1. 中央型肺鳞癌或具有大咯血风险患者禁用 2. 重度肝肾功能不全患者禁用 3. 妊娠期及哺乳期妇女禁用
索凡替尼	1. 严重活动性出血、活动性消化道溃疡、未愈合的胃肠穿孔、消化道瘘患者禁用 2. 重度肝功能不全患者禁用 3. 妊娠期、哺乳期妇女禁用

五、超说明书用药管理

超说明书用药，又称药品说明书外用法或药品未注册用法，是指药品使用的适应证、剂量、疗程、途径或人群等未在药品监督管理部门批准的药品说明书记载范围内的用法。

《中华人民共和国医师法》（2022 年版）第 29 条

规定：在尚无有效或者更好治疗手段等特殊情况下，医师取得患者明确知情同意后，可以采用药品说明书中未明确但具有循证医学证据的药品用法实施治疗。医疗机构应建立超说明书用药管理制度，对医生处方、用药医嘱的适宜性进行审核，严格规范医师用药行为。临床科室对本科室诊疗疾病存在的超说明书用药应提交循证医学证据，并交药剂科/药学部进行备案，药剂科/药学部定期汇总提交医院药事管理与药物治疗学委员会进行审评，对于审评通过的超说明书用药，在临床应用时应保证患者充分知情并签署超说明书用药知情同意书；对于证据不足，未通过的超说明书用药条目，应告知临床审评结果，并在处方、医嘱审核及点评时重点关注，避免使用。

抗肿瘤药物的药品说明书是抗肿瘤药物临床应用的法定依据，其规定的适应证经过了国家药品监督管理部门批准。随着恶性肿瘤治疗临床实践的快速发展，目前上市的抗肿瘤药物尚不能完全满足肿瘤患者的用药需求，药品说明书也往往滞后于临床实践，一些具有高级别循证医学证据的用法未能及时在药品说明书中明确说明。因此，在抗肿瘤临床药物治疗中，超说明书用药普遍存在。然而，超说明书用药存在一定风险，临床仍存在许多循证依据不足的超说明书用药，因此，及时更新超说明书用药的循证依据对于判断临床超说明书用药的合理性具有参考意义。

表 3-4 汇总了 Micromedex 对推荐等级、证据级别、疗效的分级，表 3-5 汇总了美国 FDA 说明书中已批准的适应证。

表 3-4　Micromedex 推荐级别、证据强度、疗效分类

	等级	描述	含义
有效性	Class Ⅰ	治疗有效	药物治疗方案对特定适应证的证据和（或）专家意见表明治疗有效
	Class Ⅱa	证据支持有效	药物治疗方案对特定适应证有效性和证据和（或）专家意见存在分歧，但证据和（或）专家意见倾向有效
	Class Ⅱb	有效性具有争议	药物治疗方案对特定适应证有效性的证据和（或）专家意见存在分歧，证据和（或）专家意见对其有效性存在争议
	Class Ⅲ	治疗无效	药物治疗方案对特定适应证有效性的证据和（或）专家意见标明治疗无效
推荐等级	Class Ⅰ	推荐	药物治疗方案已被证实有效，推荐使用
	Class Ⅱa	大多数情况推荐	药物治疗方案通常认为是有效的，在大多数情况下推荐使用
	Class Ⅱb	在某些情况推荐	药物治疗方案可能有效，在某些情况下推荐使用，但大多数情况下不推荐使用
	Class Ⅲ	不推荐使用	药物治疗方案没有效果，应避免使用
	Class Indeterminate	不明确	

	等级	描述	含义
证据等级	Category A		证据基于以下证据：随机对照试验的荟萃分析；多个、涉及良好大规模随机临床试验
	Category B		证据基于以下证据：随机对照试验的荟萃分析；小规模或研究方法有显著缺陷的随机对照试验；非随机研究
	Category C		证据基于以下证据：专家意见或共识；个案报道或系列案例
	No Evidence		没有证据

表 3-5 批准适应证

通用名	NMPA 批准适应证	美国 FDA 说明书其他适应证
厄洛替尼	1. 本品单药适用于表皮生长因子受体（EGFR）基因具有敏感突变的局部晚期或转移性非小细胞肺癌（NSCLC）患者的治疗，包括一线治疗、维持治疗，或既往接受过至少一次化疗进展后的二线及以上治疗 2. 不推荐本品联合含铂化疗方案（卡铂＋紫杉醇，或吉西他滨＋顺铂）作为局部晚期或转移的 NSCLC 患者一线治疗	局部进展期、不可切除或转移性胰腺癌：联合吉西他滨一线治疗厄洛替尼100mg qd po
克唑替尼	NSCLC： 1. 间变性淋巴瘤（ALK）阳性的局晚期或转移性NSCLC 2. ROS1 阳性的晚期 NSCLC	非实体瘤： 1.ALK 阳性间变性大细胞淋巴瘤（一岁幼儿） 2. ALK 阳性炎性肌成纤维细胞瘤的儿童或成人患者

通用名	NMPA 批准适应证	美国 FDA 说明书其他适应证
塞普替尼	1.本品用于转染重排（RET）基因融合阳性的局部晚期转移性非小细胞肺癌（NSCLC）成人患者的治疗 2.本品适用于需要系统性治疗的晚期或转移性 RET 突型甲状腺髓样癌（MTC）成人和 12 岁及以上儿童患者的疗，以及需要系统性治疗且放射性碘难治（如果放射碘适用）的晚期或转移性 RET 融合阳性甲状腺癌成人和 2 岁及以上儿童患者的治疗	RET 融合基因阳性的局部进展期或转移性实体瘤患者，既往治疗进展或疗效不满意
哌柏西利	激素受体（HR）阳性、人表皮生长因子受体 2(HER2）阴性的局部晚期或转移性乳腺癌，应与芳香化酶抑制剂联合使用作为绝经后女性患者的初始内分泌治疗	与氟维司群联合用于既往内分泌治疗进展的 HR+/HER2– 的进展期或转移性乳腺癌患者
仑伐替尼	1.既往未接受过全身系统治疗的不可切除的肝细胞癌患者 2.进展性、局部晚期或转移性放射性碘难治性分化型甲状腺癌患者	1.肾细胞癌：①与帕博利珠单抗联合，一线治疗进展期肾细胞癌；②与依维莫司联合，用于既往抗血管生成治疗后的进展期肾细胞癌 2.子宫内膜癌：与帕博利珠单抗联合，用于 pMMR 或非 MSI–H，既往系统治疗后疾病进展且无法进行根治性手术或放疗患者的治疗

通用名	NMPA 批准适应证	美国 FDA 说明书其他适应证
瑞波西利	适用于与芳香化酶抑制剂联合用药，作为激素受体（HR）阳性、人表皮生长因子受体 2（HER2）阴性局部晚期或转移性乳腺癌绝经前或围绝经期女性患者的初始内分泌治疗，使用内分泌法治疗时应联用黄体生成素释放激素（LHRH）激动剂	与氟维司群联合用于 HR+/HER2- 的进展期或转移性乳腺癌患者的初始内分泌治疗
阿贝西利	1. 早期乳腺癌：联合内分泌治疗（他莫昔芬或芳香化酶抑制剂）用于激素受体（HR）阳性、人表皮生长因子受体 2（HER2）阴性、淋巴结阳性，高复发风险且 Ki-67 ≥ 20% 的早期乳腺癌成人患者的辅助治疗 2. 局晚期或转移性：激素受体（HR）阳性、人表皮生长因子受体 2（HER2）阴性的局部晚期或转移性乳腺癌：①与芳香化酶抑制剂联合使用作为绝经后女性患者的初始内分泌治疗；②与氟维司群联合用于既往曾接受内分泌治疗后出现疾病进展的患者	单药用于既往内分泌及化疗进展的局部进展期或转移性 HR+/HER2- 乳腺癌患者
阿昔替尼	既往接受过一种酪氨酸激酶抑制剂或细胞因子治疗失败的进展期肾细胞癌	肾细胞癌：①与阿维鲁单抗联合，用于进展期肾癌的一线治疗；②与帕博利珠单抗联合，用于进展期肾癌的一线治疗

续表

通用名	NMPA 批准适应证	美国 FDA 说明书其他适应证
奥拉帕利	1.上皮性卵巢癌、输卵管癌或原发性腹膜癌：① 本品单药用于携带胚系或体细胞 BRCA 突变（gBRCAm 或 sBRCAm）的晚期上皮性卵巢癌、输卵管癌或原发性腹膜癌成人患者在一线含铂化疗达到完全缓解或部分缓解后的维持治疗；② 本品联合贝伐珠单抗用于同源重组修复缺陷（HRD）阳性的晚期上皮性卵巢癌、输卵管癌或原发性腹膜癌成人患者在一线含铂化疗联合贝伐珠单抗治疗达到完全缓解或部分缓解后的维持治疗；③ 本品单药用于铂敏感的复发性上皮性卵巢癌、输卵管癌或原发性腹膜癌患者在含铂化疗达到完全缓解或部分缓解后的维持治疗 2.前列腺癌：本品单药用于携带胚系或体细胞 BRCA 突变（gBRCAm 或 sBRCAm）且既往治疗（包括一种新型内分泌药物）失败的转移性去势抵抗性前列腺癌成人患者的治疗	1.乳腺癌：① 早期乳腺癌：具有 gBRCA（疑似）有害突变的 HRE2– 患者，既往新辅助或辅助治疗且高复发风险的辅助强化治疗；② 晚期乳腺癌：具有 gBRCA（疑似）有害突变的 HRE2– 患者，既往化疗进展，HR 阳性患者既往内分泌治疗进展或不适宜进行内分泌治疗 2.胰腺癌：gBRCA（疑似）有害突变的转移性胰腺癌，既往一线铂类药物治疗 ≥ 16 周患者的维持治疗 3.前列腺癌：与阿比特龙、泼尼松 / 泼尼松龙联合用于 gBRCA（疑似）有害突变的转移性去势抵抗性前列腺癌患者
培唑帕尼	晚期肾癌： 1.一线治疗 2.曾经接受细胞因子治疗的晚期肾细胞癌患者	既往接受过化疗的进展期软组织肉瘤

通用名	NMPA 批准适应证	美国 FDA 说明书其他适应证
舒尼替尼	1. 不能手术的晚期肾细胞癌（RCC） 2. 伊马替尼治疗失败或不能耐受的胃肠间质瘤（GIST） 3. 不可切除的，转移性高分化进展期胰腺神经内分泌（pNET）成年患者	肾细胞癌：肾切除术后高复发风险患者的辅助治疗
维莫非尼	BRAF V600 突变阳性的不可切除或转移性黑色素瘤。维莫非尼不能用于 BRAF 野生型黑色素瘤患者	用于 BRAF V600 突变的 Erdheim–Chester 病（脂质肉芽肿病）
达拉非尼	联合：BRAF V600 突变阳性的不可切除或转移性黑色素瘤，与曲美替尼联用	BRAF V600E 突变阳性：① 转移性非小细胞肺癌；② 无满意的局部治疗选择的局部进展期 / 转移性未分化甲状腺癌；③ 成人及 ≥ 6 岁儿童的 BRAFV600E 突变的实体瘤；④ 需系统治疗的 ≥ 1 岁儿童及成人低级别神经胶质瘤患者
曲美替尼	联合甲磺酸达拉非尼，用于 BRAFV600 突变阳性：① 不可切除或转移性黑色素瘤；② Ⅲ期黑色素瘤完全切除后的辅助治疗（年限 12 个月）	BRAF V600E 突变阳性：① 转移性非小细胞肺癌；② 局部进展期 / 转移性未分化甲状腺癌

通用名	NMPA 批准适应证	美国 FDA 说明书其他适应证
阿伐替尼	携带血小板衍生生长因子受体 α（PDGFRA）外显子 18 突变（包括 PDGFRA D842V 突变）的不可切除或转移性胃肠道间质瘤（GIST）成人患者	进展期肥大细胞增多症

特别值得说明的是，抗肿瘤治疗超说明书用药比较普遍，尤其对于晚期后线或无标准治疗的瘤种，应时时更新循证医学证据，平衡患者的获益及风险，在做好患者充分知情的前提下，进行超说明书使用。

第二节　用法用量

一、标准剂量

标准剂量是该药品对于适应证人群，平衡疗效及安全性后，制定的初始最佳有效剂量，一般来说患者采取标准剂量可取得最佳疗效，但不排除患者由于治疗前即存在肝肾功能不全、治疗期间联合 CYP3A 强抑制剂或强诱导剂、治疗后出现不良反应等原因，在标准剂量的基础上，进行剂量调整。

二、剂量调整

药品说明书会结合上述 3 种情况对药物进行剂量调整的建议，例如：对于肝肾功能不全，某些药物基于肝肾功能不全患者的体内药物暴露量或群体药代动力学研究制定了相应的剂量调整推荐，但很多重度肝肾功能不全患者信息有限，需权衡利弊慎用或避免使用；对于联合 CYP3A 强抑制剂或诱导剂，为避免体内暴露量过高导致不良反应发生率和严重程度增加，或药物代谢增多导致药效丧失，一般建议避免合用上述药品；部分肿瘤靶向蛋白激酶抑制剂给予了必须合用情况下，药物的剂量调整推荐，并指出了停止合用后，经过多长时间恢复至合用前剂量水平，应特别注意对此类患者进行用药交代和随访，并联合医生对其疗效及不良反应进行监测；对于由于服药发生的不良反应，应对不良反应发生的严重程度进行评估，并监测其转归情况，结合上述情况，根据说明书，做出延迟给药、暂停给药、下周期原量使用、下周期减量使用、永久停药等用药决策。

三、居家治疗的用药交代及用药教育

由于对疾病、药物认知有限，可能导致患者出现多种用药问题，如用药依从性差、用药方法不正确、出现严重药物不良反应等，影响治疗效果，威胁患者安全。

抗肿瘤靶向蛋白抑制剂用药方便，绝大多数患者为居家治疗。通常晚期患者用药 2~4 周期进行评效，治疗周期较长，出现用药交代、用药教育信息缺失、错误，或患者未理解、误解等，无法在短期内得到纠正，存在较多安全隐患。

用药交代包括患者目前的使用剂量、用药时间与进餐的关系、出现漏服如何补服药物等基本知识，可对肿瘤患者的药物使用进行指导及健康教育，规范患者的用药，提高依从性。本书收录的药物主要为片剂或胶囊剂，用药方法一般为空腹、餐后或随餐服用。随餐服用可在吃完第一口食物后服药，亦可在餐后立即或 10min 内服用；空腹一般指饭前；不同药物对具体时间有不同的表述。本书涉及的药品用药交代信息见表 3-6。

用药教育应结合患者的具体病情，如治疗阶段、治疗目标，告知患者可能出现的不良反应、监测频率及不良反应的初步应对等。

对于居家治疗的患者，医师、药师、护师需通力协作，给予患者准确、全面、细致的居家治疗教育。

表 3-6 肿瘤靶向蛋白激酶抑制剂用药交代

通用名	标准剂量	与食物关系	漏服补服
吉非替尼	250mg qd	均可	漏服应在患者记起后尽快服用。距下次服药不足 12h，则不应再补服
厄洛替尼	150mg qd	空腹（1/2h）	无
埃克替尼	125mg tid	均可	漏服且距下次给药服药不足 4h，不补服
阿法替尼	40mg qd	空腹	每日服用，距离下次服药时间 < 8h 无需补服
达可替尼	45mg qd	均可	漏服或呕吐，不补服
奥希替尼	80mg qd	均可	距离下次 12h 以内不必补服，可分散至胃管
阿美替尼	110mg qd	均可	距下次服药时间 > 12h，应补服
伏美替尼	80mg qd	空腹	漏服，且距离下次服药时间超过 12h，应补服

通用名	标准剂量	与食物关系	漏服补服
贝福替尼	75mg qd d1~21；如无严重副作用或未发生血小板降低（2级）和（或）头痛（2级）100mg qd d22	均可	距离下次用药时间＞12h 补服
克唑替尼	250mg bid po	均可	漏服可补服，除非距离下次服药时间短于6h；呕吐后无需补服
阿来替尼	1200mg/d，600mg（4粒）bid po	随餐服用（高脂、高卡，暴露量较空腹增加3倍）单次口服600mg，	如果漏服一剂计划剂量的本品，应补服该剂量，除非距离下一次服药的时间＜6h。患者如果在服药后发生呕吐，应按计划时间服用下一剂药物
塞瑞替尼	450mg qd	与食物同服（食物增加AUC，空腹口服750mg AUC 相当禁食）	距离下次服药时间间隔12h以上，应补服
布格替尼	90mg qd po d1~7；180mg qd po d8之后连续用药	均可	漏服或呕吐，不应补服漏服剂量，而应在下次服药时间服用规定剂量

通用名	标准剂量	与食物关系	漏服补服
恩沙替尼	225mg qd	均可	漏服，距下次服药时间间隔 12h，应补服；治疗期间呕吐，不应服用额外剂量
伊鲁阿克	60mg qd d1~7 → 180mg qd d8	均可	漏服，8h 内补服，超过 8h 不建议补服；呕吐不补服
洛拉替尼	100mg qd	均可	呕吐无需补服；漏服可补服，但距下一次给药时间不足 4h 无需补服
塞普替尼	< 50kg：120mg q12h > 50kg：160mg q12h	均可（与 PPI 联合用药，需与食物同服）	呕吐不补服；漏服，距离下次服药时间 >6h 补服
普拉替尼	400mg qd	空腹（服用本品前至少 2h 以及服用本品后至少 1h 勿进食）	漏服，当天尽快补服；呕吐不补服
赛沃替尼	< 50kg：400mg qd po ≥ 50kg：600mg qd po	餐后即可服用	无

通用名	标准剂量	与食物关系	漏服补服
谷美替尼	300mg qd	空腹（服药前至少2h和用药后1h内需禁食，在此期间允许喝水）	漏服或呕吐无需补服
莫博赛替尼	160mg qd	均可	漏服超过6h不应补服；呕吐无需补服
舒沃替尼	300mg qd	均可	漏服，应在计划服药时间的4h内补服，超过4h不补服
吡咯替尼	400mg qd	餐后30min口服（高脂饮食可使AUC升高43%，C_{max}升高79%）	呕吐漏服，当天不得补服，应照常进行下次服药
奈拉替尼	240mg/d po	随餐服用（标准餐食增加C_{max}及AUC_{inf} 20%）	漏服不得补服，指导患者按每日剂量于次日重新服用
哌柏西利	125mg qd d1~21 q28d（3/1给药方案）	随餐服用（13%患者空腹服用腹泻不良，降低差异）	呕吐、漏服、当天不得补服，应照常行下次服药

通用名	标准剂量	与食物关系		漏服补服
达尔西利	150mg qd, d1~21, q28d	空腹（服药前后 1h 禁食）	漏服一次，当日不需要补服，下一次按计划服药	漏服一次，当日不需要补服，下一次按计划服药
瑞波西利	600mg qd d1~21 q28d	均可，最好早晨服用	呕吐或错过服药，当天不得补服，照常进行下次服药	呕吐或错过服药，当天不得补服，照常进行下次服药
阿贝西利	1. 联合氟维司群或 AIs（芳香化酶抑制剂）：150mg bid 2. 单药：200mg bid	均可，食物影响：高脂高 卡（800~1000kcal，500~600cal 脂肪）增加阿贝西利和代谢产物 9%（ACU），26%（C_{max}）	漏服或呕吐，不补服	漏服或呕吐，不补服
依维莫司	10mg qd	均可	正常服用时间后 6h 内均可补服遗漏剂量，超过 6h 后应跳过该剂量，次日按正常时间服用本品。不可将剂量翻倍以弥补遗漏剂量	正常服用时间后 6h 内均可补服遗漏剂量，超过 6h 后应跳过该剂量，次日按正常时间服用本品。不可将剂量翻倍以弥补遗漏剂量

续表

通用名	标准剂量	与食物关系	漏服补服
西达本胺	30mg（6片）	早餐后30min服用（进餐后 C_{max} 高于空腹2.3倍，且缓解胃肠道刺激），每周2次（1/4，2/5，3/6，间隔至少3天）	无
奥拉帕利	300mg，bid，600mg/d	均可	如果患者漏服一剂药物，应按计划时间正常服用下一剂量
尼拉帕利	1. 卵巢癌一线维持：① <77kg 或基线 PLT <150×10⁹/L（150000/μl）患者，200mg qd；② 体重 >77kg，且 PLT ≥ 150×10⁹/L（150000/μl），300mg qd；患者应在含铂化疗结束后12周内开始治疗 2. 复发性卵巢癌维持治疗：300mg qd，应在含铂治疗结束后8周内开始治疗	均可，睡前给药可能会控制恶心	呕吐或漏服一剂，不应追加剂量，第二天常规时间服用下一次处方剂量

通用名	标准剂量	与食物关系	漏服补服
氟唑帕利	150mg bid	均可（推荐进餐后服用）	如果患者漏服一剂药物，应按计划时间正常服用下一剂量
帕米帕利	60mg bid	均可	呕吐或漏服无需补服
阿帕替尼	胃癌：850mg qd 肝癌：单药 750mg（二线） 联合免疫 250mg qd q2w（一线）	餐后半小时，进食对药物无影响	疗程中漏服剂量不能补充
呋喹替尼	5mg qd，连续服用 3 周，停药 1 周，4 周为一个治疗周期	均可（高脂餐后 C_{max} 下降 17%，AUC 相似）	漏服剂量，不应在次日加服
阿昔替尼	5mg q12h	均可	漏服或呕吐第一天无需补服
培唑帕尼	800mg qd	餐前至少 1h 或餐后至少 2h 服用（与高脂或低脂饮食同时服用时，其 AUC 和 C_{max} 升高约 2 倍）	如果漏服剂量，且距下次剂量的服用时间不足 12h，则不应补服

续表

通用名	标准剂量	与食物关系	漏服补服
索拉非尼	0.4g bid	均可（空腹或低脂、中脂饮食，高脂饮食禁食利用度较低29%）	无
舒尼替尼	1. GIST&RCC: 50mg qd, 服药4周/停药2周（4/2给药方案） 2. 神经内分泌: 37.5mg qd, 连续服药，无停药期	均可	无
多纳非尼	肝细胞癌: 0.2g bid 甲状腺癌: 0.3g bid	空腹	漏服无需补服，应按常规用药时间进行下一次用药
瑞戈非尼	160mg（4片）qd d1~21 q28d	在低脂早餐（脂肪含量30%）后整片吞服（与高脂早餐、空腹比，低脂早餐暴露量最高）	不得在同一天服用两剂药物以弥补（前一天）漏服用瑞戈非尼后出现呕吐，同一天内患者不得再次服药

第三章　蛋白激酶抑制剂

通用名	标准剂量	与食物关系	漏服补服
仑伐替尼	<60kg: 8mg（2粒）qd >60kg: 12mg（3粒）qd	均可	漏服12h内可补服，>12h无需补服
安罗替尼	12mg qd, 连续服药2周，停药1周，21天为一个疗程	早餐前口服（高脂饮食可降低口服生物利用度，总暴露量为空腹给药的80%；低脂饮食对生物利用度影响未知）	出现漏服，确认距下次用药时间短于12h，则不再补服
索凡替尼	300mg qd d1~28 q28d	均可	呕吐无需补服；漏服，不应在次日加服
维莫非尼	960mg（4片），q12h，首剂上午服用，第二剂在12h后服用。可在下一剂服药4h以前补服漏服的药物，以维持每日两次的给药方案。不应同时服用两剂药物	均可（高脂饮食 vs. 空腹 C_{max}, AUC的几何平均值之比分别为2.4和4.7，延缓吸收，T_{max} 从4h增加到8h）	漏服，可在下一剂服药4h前补服漏服药物，以维持bid给药方案，不应同时服用两剂药物。呕吐，不补服

续表

通用名	标准剂量	与食物关系	漏服补服
达拉非尼	150mg q12h	餐前一小时后餐后至少2h后服用（食物降低生物利用度AUC降低51%，延迟吸收 C_{max} 降低31%）	错过，且距下一次服药时间不足6h，不应补服；联用药物曲美替尼 qd 用药，与达拉非尼早晨或晚上的给药一起服用
曲美替尼	2mg qd	餐前至少1h前或餐后至少2h后服用（高脂高卡食物可使曲美替尼 C_{max} 减少70%，AUC降低10%）	如果错过一剂本品，须最晚在预定的下一次给药之前12h补上。如果距离下次预定的给药时间短于12h，则不应该补服

续表

通用名	标准剂量	与食物关系	漏服补服
伊马替尼	1. 对不能切除和（或）转移的恶性 GIST 患者，甲磺酸伊马替尼的推荐剂量为 400mg/d，无严重不良反应，疗效不满意，可增至 600mg/d，800mg/d（400mg bid，早晚） 2. 对于 GIST 完全切除术后成人患者辅助治疗的推荐剂量为 400mg/d。临床研究中伊马替尼用药时间为 3 年。建议治疗的持续时间至少为 36 个月。伊马替尼辅助治疗的最佳持续时间尚不清楚 3.DESP（隆突性皮肤纤维肉瘤）基于国外研究报道，推荐剂量 400mg/d，需要时可升至 800mg/d	进餐时服用（与空腹相比，高脂饮食，伊马替尼吸收率轻微降低，T_{max} 延后 1.5h，C_{max} 减少 11%，AUC 减少 7.4%）	无

续表

通用名	标准剂量	与食物关系	漏服补服
阿伐替尼	300mg qd	空腹（餐前1h和餐后2h）	距离下次计划用药时间不足8h无需补服，呕吐无需补服
瑞派替尼	150mg qd	均可	错过常规服药时间，可在8h内补服。呕吐不补服
恩曲替尼	成人：600mg qd 儿童：≥12岁，300mg/m² qd 儿童按体表面积给药：1.11~1.50m² 400mg qd；≥1.51m² 600mg qd	均可	漏服可补服，距离下次服药不足12h不补服；服用后立即呕吐，可再服次服药药
拉罗替尼	成人：100mg bid 儿童：100mg/m² bid，最大剂量为每剂100mg	均可	漏服或呕吐无需补服

肿瘤靶向蛋白激酶抑制剂在居家使用中，应按照保存条件妥善保存，保证药品质量。同时应处于儿童无法接触到的地方。药物原型及代谢产物在尿液、粪便、呕吐物等人体排泄物中的含量不具有致癌性，按照常规方式进行处理即可。

第三节　药物相互作用

一、药物体内过程

本书收录的肿瘤靶向蛋白激酶抑制剂主要为片剂或胶囊剂，药物在体内经历吸收（Absorption）、分布（Distribution）、代谢（Metabolism）、排泄（Elimination）四个步骤，简称为药物的体内 ADME 过程。药物经口进入胃后，在胃酸的作用下，经历崩解（片剂）、胶囊壳溶解（胶囊剂）后缓慢溶解，主要在胃、小肠吸收，血药浓度逐渐升高，达到最大血药浓度（C_{max}）对应的时间即为其达峰时间（T_{max}），有些药物在大肠被菌群代谢后重新回到血液循环中，会造成血药浓度存在吸收双峰；与静脉制剂相比，相同剂量的口服制剂在体内的有效剂量即为生物利用度。在血液循环中，药物多数与血浆白蛋白或 α-1 酸性蛋白酶结合，血浆蛋白结合率通常在 80% 以上，部分药物达 95% 以上；药物随血液循环系统，到达不同的器官组织，应用表观分布容积（Vd）这一数值表征药物在体内的分布情况；药物多数在肝经细胞色素 P450 酶或其他 II 相酶代谢，生成活性代谢产物或无活性代谢产物，以原型或代谢产物的形式经肝脏 / 胆汁排泄或经肾 / 尿液排泄，本文涉及的药物多数为肝肾双通道排泄，并以肝 / 胆汁排泄更为显著；根据人体药代动力学研究可计算出人体消除半衰期（$T_{1/2}\gamma$），一般认为药物经 5~7 个消除半衰期即可认为从体内消除完全，因此该数值可用于计算药物洗脱期，可辅助判断药物不良反应的转归，联合用药等临床情境。表 3-7 汇总了本书收录药品的体内药代动力学参数。

表3-7 肿瘤靶向蛋白激酶抑制剂体内药代动力学参数

通用名	达峰时间	生物利用度	蛋白结合率	消除半衰期	Vd	代谢酶	排泄途径（肝/肾）
吉非替尼	3~7h	59%	90%	41h	1400L	CYP3A4	少于4%经肾脏排泄
厄洛替尼	4h	60%	95%	36.2h	232L	CYP3A4, 少量1A2, 1A1	83%/8%
埃克替尼	0.5~4h	食物增加吸收	无	5~16.5h	355L（空腹）、113L（餐后）	CYP3A4, CYP2C19	74.7%/4.8%
阿法替尼	2~5h	92%	95%	37h	无	体内酶促代谢反应可忽略，主要循环代谢物是蛋白质共价加和物	85.4%/4.3%
达可替尼	6h	80%	98%	70h	1889L	主要：CYP2D6 次要：CYP3A4	79%/3%
奥希替尼	6h	无	0.95	48h	918L	CYP3A4, CYP3A5	68%/14%

续表

通用名	达峰时间	生物利用度	蛋白结合率	消除半衰期	Vd	代谢酶	排泄途径（肝/肾）
阿美替尼	4h	无	≥ 99.5%	30.62h	554.2L	CYP3A4	84.75%/5.44%
伏替美尼	4h	无	无	56h	4960L	CYP3A4	71.2% / 6.63%
贝福替尼	6h（75mg），4h（100mg）	无	99%	（76.6±21.4）h	（803±347）L	CYP 3A4，次要：CYP3A5，2C8、2D6	83.46%/5.57%
克唑替尼	4~6h	0.43	91	42h	1772L	CYP3A	63%/22%
阿来替尼	4~6h	0.369	> 99%	32.5h	475L	CYP3A4	87.8%/0.46%
塞瑞替尼	4~6h	无	97%	41h（3w，蓄积6.2）	4230L	CYP3A.	92.3%/1.3%
布格替尼	1~4h	无	91%	25h	307L	CYP 2C8、CYP 3A4	65%/25%

通用名	达峰时间	生物利用度	蛋白结合率	消除半衰期	Vd	代谢酶	排泄途径（肝/肾）
恩沙替尼	3h（2~4h）	无	90%	28.8h	1700L	CYP 3A4	91.0%/10.21%
伊鲁阿克	2h	无	76%	15.89h（60mg）、14.11h（180mg）	293.8L（60mg）、545.3L（180mg）	CYP3A4	68.63%/20.23%
洛拉替尼	1.2h 单次，2h 稳态	81%	66%	血浆消除半衰期 24h	305L	主要：CYP3A4、UGT1A4 次要：CYP2C8、CYP2C19、CYP3A5、UGT1A3	48%/41%
塞普替尼	2h	73%	96%	32h	191L	CYP3A4	69%/24%
普拉替尼	2~4h	无	97.1%	15.7h（单次），20h（多次给药）	303L	主要：CYP3A4 次要：CYP2D6、CYP1A2	73%/6%

续表

通用名	达峰时间	生物利用度	蛋白结合率	消除半衰期	Vd	代谢酶	排泄途径（肝/肾）
赛沃替尼	2h	68.8%	71.3%	3.52h	139L	CYP1A2、CYP3A4、CYP3A5	38.4%/55.7%
谷美替尼	1~3h	无	97%	31h	198L	主要：磺酰胺水解 次要：CYP3A、CYP2C8、CYP2C9	78.03%/20.34%
莫博赛替尼	4h	37%	99.3%	18h	3509L	CYP3A	76%/4%
舒沃替尼	4h	无	89%~93.5%	47.4h	1816L	CYP3A4/5	78.6%/10.3%
吡咯替尼	4~5h	无	86.9%~99.7%，无浓度依赖性	18.2h	4200L	CYP3A4	90.9%/1.72%

通用名	达峰时间	生物利用度	蛋白结合率	消除半衰期	Vd	代谢酶	排泄途径（肝/肾）
奈拉替尼	2~8h	无	>99%	7~17h	6433	主要：CYP3A4，小部分经含黄素单加氧酶	97%/1.1%
哌柏西利	6~12h	0.46	85%	28.8h	无	主要：磺化氧化 次要：葡萄糖苷酸化和酰化	74%/17%
达尔西利	3.5h	无	87.6%	51.4h	5230L	CYP3A4，CYP2C9，CYP2C8	71.9%/22.7%
瑞波西利	1~4h	65.8%	70%	32h	1090L	CYP3A4	69.1%/22.6%
阿贝西利	8h	45%	96%~98%	18.3h	690.3L	CYP3A4	81%（主要为代谢产物）/3%
依维莫司	1~2h	无	74%	30h	无	CYP3A4	80%/5%

续表

通用名	达峰时间	生物利用度	蛋白结合率	消除半衰期	Vd	代谢酶	排泄途径（肝/肾）
西达本胺	4h	无	89.1%~99.3%	17h	1210L	不同位置的单氧化、酰胺键水解	12.6%/67.6%
奥拉帕利	1.5h	无	82%	14.9h	158L	CYP3A4/5	42%/44%
尼拉帕利	3h	73%	83%	36.5h	1074L	羧酸酯酶	38.8%/47.5%
氟唑帕利	2.5h	无	74.3%~81.6%	9.14h	34.6L	无	44.2%/59.1%
帕米帕利	1~2h	无	95.7%	13h	37L	CYP2C8、CYP3A	26.9%/57.8%
阿帕替尼	1.7~2.3h	无	>86%	7.9~9.4h	929~2165L	主要：CYP3A4 次要：CYP2D6、CYP2C9、CYP2E1	69.8%/7.02%

续表

通用名	达峰时间	生物利用度	蛋白结合率	消除半衰期	Vd	代谢酶	排泄途径（肝/肾）
呋喹替尼	3h	无	0.8	35.2~48.5h	32.5~42.4L	少量经 CYP3A4 代谢	29.8%/60.3%
阿昔替尼	2.5~4.1h	0.58	99%	2.5~6.1h	160L（105%）	主要：CYP3A4/5 少量：CYP1A2、CYP2C19、UGT1A1	41%/23%
培唑帕尼	3.5h	无	＞99%	30.9h	11.1	主要：CYP3A4 次要：CYP1A2、CYP2C8	主要经粪便，肾脏排泄＜4%
索拉非尼	3h	38%~49%	0.995	25~48h	无	CYP3A4，UGT1A9	77%/19%
舒尼替尼	6~12h	无	90%~95%	40~60h	2230L	CYP3A4	61%/16%

续表

通用名	达峰时间	生物利用度	蛋白结合率	消除半衰期	Vd	代谢酶	排泄途径（肝/肾）
多纳非尼	2~3h	无	99.88%~99.98%	20.7~27h（单次），26.9~30.2h（多次）	104~355L	主要：CYP3A4，CYP1A9 次要：CYP1B1，CYP2C8，CYP2C9，CYP2C19，CYP2D6，CYP 3A5	88.04%/9.27%
瑞戈非尼	3~4h，存在肝肠循环	69%（片剂），83%（口服液）	0.995	20~30h	无	CYP3A4，UGT1A9	71%/19%
仑伐替尼	1~4h	0.85	98%~99%	28h	50.5~92L（首剂），43.2~121L（稳态）	主要：CYP3A4	66.7%/25%

通用名	达峰时间	生物利用度	蛋白结合率	消除半衰期	Vd	代谢酶	排泄途径（肝/肾）
安罗替尼	9.3h	无	93%	113h	2061~3312L	主要：CYP1A2、CYP3A4/5；次要：CYP2B6、CYP2C8、CYP2C9、CYP2C19、CYP2D6	48.52%/13.52%
索凡替尼	2h（空腹）、4h（餐后）	无	96%	17.1h	2785L	CYP3A4/5	88%/4%
维莫非尼	4h	57.8%	＞99%	56.9h	91L	次要：CYP3A4，葡糖苷酸化、糖基化	94%/1%
达拉非尼	2h	95%	99.7%	10h	46L	主要：CYP2C8、CYP3A4	71%/23%

续表

通用名	达峰时间	生物利用度	蛋白结合率	消除半衰期	Vd	代谢酶	排泄途径（肝/肾）
曲美替尼	1.5h	72%	97.4%	127h	1200L	主要：羧酸酯酶 次要：CYP3A4	>80%/≤19%
伊马替尼	无	98%	95%	18h	4.9L/kg	主要：CYP3A4	68%/13%
阿伐替尼	2~4.1h	无	98.8%	32~57h	1200L	主要：CYP3A4 少量：CYP2C9	70%/18%
瑞派替尼	4h	无	99.8%	14.8h	307L	主要：CYP3A4 次要：CYP2C8、CYP2D6	34%/0.02%
恩曲替尼	4~6h	无	>99%	20h	600L	主要：CYP3A4 次要：其他CYPs、UGT1A4	83%/3%
拉罗替尼	1h	34%	70%	3h	48L	CYP3A4/5	58%/39%

二、重要相互作用酶

药物体内相互作用主要涉及药物体内 ADME 过程，包括影响胃酸的药物、药物代谢酶、药物分布转运酶。

1. 抑酸药物

抑酸药物导致胃酸碱度（pH）升高，降低碱性药物在胃部的溶解度，从而降低药物在体内的吸收、生物利用度和有效性。

常用的抑酸药物包括：①局部抗酸制剂：类碱性物质，中和胃酸，降低酸度，升高 pH，作用是降低胃蛋白酶活性，促进血小板凝血，加速凝血，利于止血和预防再出血；某些药物可形成胶状物，可覆盖溃疡面，起收敛保护的作用。②H_2 受体拮抗剂（H_2 Receptor Antagonist，H_2RA），H_2RA 通过结合、阻断泌酸细胞上的 H_2 受体来减少胃酸分泌。③质子泵抑制剂（Proton Pump Inhibitor，PPI）：与胃泌酸细胞上的 H^+/K^+-ATP 酶相结合，从而减少胃酸分泌。

在药物相互作用中，敏感药物一般不建议联合 PPI 类抑酸药物，与 H_2RA 联合可能需要间隔给药。

2. CYP 酶系抑制剂及诱导剂

细胞色素 P450 酶（Cytochrome P450，CYP）是结合在细胞膜上的蛋白，通过催化氧化反应对大多数药物进行生物转化，并且在药物相互作用中起重要作用。CYP3A4参与大部分已知药物的代谢，其次是CYP2D6。CYP活性受多种因素影响，如抑制剂、诱导剂等。CYP3A抑制剂可造成药物代谢酶表达减少或活性降低，对于敏感底物，可造成药物体内暴露量升高2~10倍不等，导致不良反应的发生率及严重程度增加。CYP3A诱导剂可导致代谢酶表达或活性增加，对于敏感底物，可导致药物体内暴露量降低30%~90%不等，使抗肿瘤药物疗效降低。对CYP3A的抑制、诱导程度不同，对临床影响较大的药物分成CYP3A强、中抑制剂及强、中诱导剂，具体见表3-8。

3. P-糖蛋白及BRCP

药物转运体介导的主动转运影响药物在体内的吸收、分布与消除。肝脏、肾脏、肠道和血脑屏障等多个器官表达转运体。ATP结合盒（ATP-binding Cassette，ABC）转运体家族是研究最广泛的药物转运体，ABC是一种跨膜蛋白，可将其底物从细胞内转运到细胞外。

由ABCB1基因编码的P-gp（P-glycoprotein，P-gp）和由ABCG2基因编码的乳腺癌耐药蛋白（Breast Cancer Resistance Protein，BCRP）为药物转运体中两种主要的外排型转运体，其他常见转运体还包括有机阴离子转运多肽（Organic Anion Transporting

Polypeptides，OATP）、多药及毒性化合物外排转运体（Multidrug and Toxic Compound Extrusion Transporter，MATE）。

转运体可减少细胞对药物的摄入量，限制药物通过血脑屏障进入脑部，从肠腔进入肠上皮细胞，协助药物从肝细胞和肾小管消除，可影响药物的生物利用度和有效性。转运体抑制剂或诱导剂可能产生有临床意义的药物相互作用（表3-8）。

表3-8　药物相互作用常见药品

类别	药物示例
抑制剂	
CYP3A 强抑制剂	酮康唑、伊曲康唑、克林霉素、阿扎那韦、奈法唑酮、沙奎那韦、泰利霉素、利托那韦、茚地那韦、奈非那韦、伏立康唑、吉非贝齐、克拉霉素、泊沙康唑
CYP3A 中抑制剂	阿瑞匹坦、西咪替丁、环丙沙星、克霉唑、克唑替尼、环孢素、红霉素、氟康唑、氟伏沙明、伊马替尼、托非索泮、维拉帕米、地尔硫草、考尼伐坦、决奈达隆
CYP1A2 强抑制剂	环丙沙星、依诺沙星、氟伏沙明
诱导剂	
CYP3A 强诱导剂	卡马西平、苯妥英钠、利福平、圣约翰草（贯叶连翘）、利福布汀、利福喷汀、苯巴比妥、地塞米松、恩杂鲁胺、米托坦、阿帕他胺
CYP3A 中效诱导剂	波生坦、依非韦伦、依曲韦林、莫达非尼、奈夫丙林、扑米酮

类别	药物示例
CYP1A2 诱导剂	孟鲁司特、奥美拉唑、莫雷西嗪等
常见底物	
CYP3A 敏感底物	阿芬太尼、环孢素、双氢麦角胺、麦角胺、依维莫司、芬太尼、匹莫齐特、奎尼丁、西罗莫司、他克莫司
CYP3A4 敏感底物	尼索地平、克拉地平、辛伐他汀、洛伐他汀、咪达唑仑
CYP2C9 敏感底物	华法林、苯妥英、格列本脲等磺酰类降糖药
P-gp 敏感底物	地高辛、达比加群酯
BCRP 敏感底物	甲氨蝶呤、氟伐他汀、瑞舒伐他汀、阿托伐他汀、米托蒽醌、托泊替康、拉帕替尼、柳氮磺吡啶
OATP1B1 敏感底物	阿托伐他汀、普伐他汀、瑞舒伐他汀、瑞格列奈、波生坦、缬沙坦、他汀类药物
MATE1 底物	二甲双胍
CYP1A2 底物	茶碱、咖啡因
CYP2B6 底物	安非他酮、依非韦伦
CYP2C8 底物	紫杉醇
CYP2C19 底物	奥美拉唑
CYP2D6 底物	右美沙芬

类别	药物示例
UGT1A1 底物	伊立替康

注：强抑制剂：可致血浆 AUC 值增加 5 倍以上或清除率下降 > 80%；中抑制剂：可致血浆 AUC 值增加 2 倍以上或清除率下降 50%~80%；弱抑制剂：可致血浆 AUC 值增加 1.25~2 倍以上或清除率下降 20%~50%

三、体内相互作用

靶向药物体内相互作用机制主要包括：①合用药物 / 食物影响代谢酶 / 转运体，导致药物体内水平改变；②影响其他药物代谢酶 / 转运体，引起合用药物体内水平改变；③不良反应的叠加。

肿瘤靶向蛋白激酶抑制剂多数通过 CYP3A 代谢，因此多数需避免与 CYP3A 强诱导剂、强抑制剂联合使用，部分药物有与强诱导剂、强抑制剂合用的推荐剂量。部分药物是代谢酶的抑制剂，可以影响合用药物的药效，或通过其他机制导致不良反应增加，详细信息见表 3-9。

表 3-9　抗肿瘤靶向蛋白激酶抑制剂药物相互作用

通用名	CYP3A抑制剂	CYP3A诱导剂	抗酸药物	凝血	其他
吉非替尼	AUC升高	降低疗效	雷尼替丁使吉非替尼AUC降低47%	华法林增加INR或出血，加强监测	1. 与经CYP2D6代谢药物合用会合并高其血药浓度 2. 长春瑞滨，NEUT减少加重
厄洛替尼	避免使用CYP3A4和CYP1A2共同抑制剂（环丙沙星），慎用，发现毒性，应降低厄洛替尼剂量	—	避免使用。必须使用，建议H₂受体拮抗剂如雷尼替丁，在H₂受体拮抗剂给药前2h或给药后10h给予厄洛替尼	与华法林等香豆素类药物联用可出现INR和出血时间增加，定期监测凝血时间和INR	与下列药物联用需慎用： 1. P-gp抑制剂 2. 慎与他汀类药物合用以防止肌病（包括罕见的横纹肌溶解症） 下列人群慎用： 1. UGT1A1表达水平较低或患有遗传葡萄糖苷酸化疾病（如Gilbert疾病）的患者，血清胆红素浓度可能升高 2. 吸烟者CYP1A1, CYP1A2诱导明显增加，AUC降低50%~60%，建议戒烟，剂量可增加至300mg耐受良好达2周以上，可进一步加量至450mg

通用名	CYP3A 抑制剂	CYP3A 诱导剂	抗酸药物	凝血	其他
埃克替尼	—	潜在 DDIs	—	华法林（CYP2C9 底物）潜在 DDIs	CYP2C19 诱导剂，CYP3A4 底物（苯二氮䓬类、CCB 等）可能有潜在 DDI
阿法替尼	—	—	—	—	1. 合并 P-gp 抑制剂，交错剂量给药，bid 给药 P-gp 抑制剂，间隔 6h；qd 给药 P-gp 诱导剂，间隔 12h 给药；如不能耐受，阿法替尼剂量降低为 30mg qd，停用后，可耐受阿法替尼恢复原剂量 2. 合并 P-gp 诱导剂，阿法替尼可耐受情况下 50mg qd；停用 P-gp 诱导剂 2~3 日后，恢复原剂量治疗

续表

通用名	CYP3A 抑制剂	CYP3A 诱导剂	抗酸药物	凝血	其他
达可替尼	—	—	避免与 PPI 同用；可用局部作用的抗酸剂（氢氧化铝氢氧化镁）或 H₂ 受体拮抗剂，H₂ 受体拮抗剂用药前 6h 或 10h 后应用	—	避免联用 CYP2D6 底物（如右美沙芬 C_{max}、AUC 分别升高 9.7、9.6 倍）

通用名	CYP3A 抑制剂	CYP3A 诱导剂	抗酸药物	凝血	其他
奥希替尼	（圣约翰草禁忌）奥希替尼必需合用时，奥希替尼至160mg/d；停止CYP3A4诱导剂3周，可恢复至80mg/d	避免强、中，必须联用强诱导剂，增加用奥希替尼的剂量至160mg qd。停止服用CYP3A4的强诱导剂后三周，奥希替尼的剂量可恢复至80mg qd	无DDIs	—	—
阿美替尼	慎用	慎用	—	—	谨慎合用与P-gp及BCRP敏感底物且治疗窗较窄的药物
伏美替尼	避免强	避免强	—	—	P-gp/BCRP底物合用可能导致底物暴露量增加
贝福替尼	避免强	避免强	—	—	与治疗指数窄的口服CYP3A底物、P-gp或BCRP底物合用，应密切观察

续表

通用名	CYP3A 抑制剂	CYP3A 诱导剂	抗酸药物	凝血	其他
克唑替尼	避免强，必须合用，克唑替尼降至250mg qd，停止使用CYP3A强抑制剂后，恢复克唑替尼至用药前水平	—	—	—	1. 避免 CYP3A 底物，若无法避免，按照底物说明书降低剂量 2. 避免延长 Q–T 同期药物 3. 避免使用可引起心动过缓的药物（如 β 受体拮抗剂、非二氢吡啶类钙通道阻滞剂、可乐定和地高辛）
阿米替尼	无需	无需	无需	—	慎与治疗指数狭窄的 P–gp 或 BCRP 底物联用

通用名	CYP3A抑制剂	CYP3A诱导剂	抗酸药物	凝血	其他
塞瑞替尼	避免强，必须同服时，减少至1/3，取整至最接近150mg的整倍数剂量	避免	—	华法林（CYP2C9底物），考虑下调剂量	与下列药物联用需谨慎： 1. P-gp诱导剂 2. 治疗指数窄的CYP3A底物，若不能避免，考虑下调CYP3A底物剂量 3. 治疗指数窄的CYP2C9底物（如苯妥英和华法林），若不能避免，考虑下调CYP2C9底物剂量 4. CYP2A6和CYP2E1底物 5. 特殊人群，存在或可能出现Q-T间期延长风险的患者，如服用抗心律失常药物的患者，或其他可能导致Q-T间期延长的药物

通用名	CYP3A抑制剂	CYP3A诱导剂	抗酸药物	凝血	其他
布格替尼	避免强、中、无法避免联用强抑制剂日剂量降低50%：180mg→90mg；90mg→60mg；中效抑制剂日剂量降低40%：180mg→120mg；120mg→90mg；90mg→60mg，停用CYP3A抑制剂后恢复使用抑制剂前的耐受剂量	避免强、中、无法避免联用中效诱导剂合并用药，继续使用当前用药受剂量治疗7天后，以30mg增量增加日剂量，最大联用前耐受剂量的2倍；停用CYP3A诱导剂后，恢复使用CYP3A诱导剂前耐受的剂量	—	—	与CYP3A底物联合给药可导致敏感CYP3A底物的浓度降低
恩沙替尼	强慎用	强慎用	—	—	慎与P-gp抑制剂（恩沙替尼血药浓度升高）、P-gp诱导剂（恩沙替尼血药浓度降低）合用

通用名	CYP3A 抑制剂	CYP3A 诱导剂	抗酸药物	凝血	其他
伊鲁阿克	避免强	避免强	—	—	可能会降低 CYP2B6 和 CYP2C8 底物的血药浓度
洛拉替尼	避免强效 CYP3A 抑制剂，若合用强效 CYP3A 抑制剂，100mg→75mg，75mg→50mg，停强效抑制剂 3 个半衰期后，增至合用前剂量；中抑制剂（氟康唑）100mg→75mg	强禁用，停强诱导剂的 3 个血浆半衰期后，开始服用洛拉替尼；中诱导剂：100mg qd→125mg qd	—	—	

通用名	CYP3A 抑制剂	CYP3A 诱导剂	抗酸药物	凝血	其他
鲎普替尼	避免强、中、如必须合用强效 CYP3A 抑制剂：原 120mg q12h→40mg q12h，原 160mg q12h→80mg q12h，密切监测 Q-T 间期；CYP3A 抑制剂停用 3~5 个半衰期后，恢复联用前剂量	避免强、中、疗效降低	避免联合，如无法避免，PPI 联合、鲎普替尼需与食物同服；H₂ 受体拮抗剂，服药前 2h 或服药后 10h 服用鲎普替尼；局部抗酸剂，间隔用药，服药前或服药后 2h 服用鲎普替尼	—	慎与 CYP2C8 底物、CYP3A 底物、P-gp 底物合用，合用可升高以上药物的血浆浓度，增加不良反应风险；慎与延长 Q-T 间期的药物合用

通用名	CYP3A 抑制剂	CYP3A 诱导剂	抗酸药物	凝血	其他
普拉替尼	避免强、避免与 P-gp 和强效 CYP3A 共同抑制剂（伊曲康唑）联合用药。若无法避免，400mg、300mg qd→200mg qd；200mg qd→100mg qd。停止合用，经抑制剂的 3~5 个半衰期之后前受剂量之前恢复耐受剂量	避免强、避免无法避免，应从第 7 天开用药的第 7 天开始，将普拉替尼的剂量增至当前剂量的 2 倍	—	—	—

肿瘤（实体瘤）治疗用药蛋白激酶抑制剂手册

续表

通用名	CYP3A抑制剂	CYP3A诱导剂	抗酸药物	凝血	其他
塞沃替尼	无影响	避免强、中，贯叶连翘及其提取物应在本品服用前3周禁服	无影响	华法林（CYP2C9底物）潜在DDIs	慎与下列药物合用：1. 敏感或治疗窗窄的CYP2C8、CYP2C9和CYP2D6底物的药物 2. 二甲双胍(体内暴露量可能增加) 3. 敏感的P-gp底物 4. 其他导致Q-Tc延长的药物 5. 首次服用前1周内及治疗期间，避免联用强效CYP1A2抑制剂
谷美替尼	无影响	无影响	无影响	无影响	避免与MATE1和MATE2-K底物药物合用；如无法避免，应根据说明书降低MATE1或MATE2-K底物的剂量，监测不良反应

通用名	CYP3A 抑制剂	CYP3A 诱导剂	抗酸药物	凝血	其他
莫博赛替尼	避免强、中，如必须合用中效 CYP3A 抑制剂：莫博赛替尼减量 50%（160mg→80mg，120mg→80mg，80mg→40mg），加强监测 Q-Tc 间期。中效 CYP3A 抑制剂停用 3~5 个消除半衰期后，恢复联用前的耐受剂量	避免强、中	—	—	慎与下列药物合用：1. CYP3A 底物合并给药，如果无法避免，根据 CYP3A 底物说明书增加其剂量 2. 已知可延长 Q-Tc 间期的其他药物，密切监测

患者管理风险手册 肿瘤（实体瘤）靶向治疗用药蛋白激酶抑制剂

通用名	CYP3A 抑制剂	CYP3A 诱导剂	抗酸药物	凝血	其他
舒沃替尼	避免强，必须合用，起始剂量调整至 200mg qd。停止合用后，可恢复本品剂量至开始服用 CYP3A 抑制剂之前的剂量。中效抑制剂无需调整剂量	避免强、中，疗效减少	—	—	慎与窄治疗窗的 P-gp 或 BCRP 底物类药物合用，如必须合用，应密切检测不良反应
吡咯替尼	避免强，AUC 增加，不良反应增加；肝功能不全尤其需要警惕吡咯替尼与 CYP3A4 抑制剂的 DDIs	避免强，降低疗效	—	—	慎与下列药物合用：1. CYP2C19 酶底物，CYP2C19 药物的血药浓度可能升高 2. P-gp 抑制剂，可能增加吡咯替尼血药浓度

通用名	CYP3A 抑制剂	CYP3A 诱导剂	抗酸药物	凝血	其他
奈拉替尼	避免强	避免强、中，疗效降低	降低奈拉替尼的 AUC：PPI 禁用；H₂ 用药前 2h 或用后 10h 用奈拉替尼；制酸剂用药后 3h 用奈拉替尼	—	1. 避免同用 CYP3A4 中效抑制剂与 P-gp 双抑制剂 2. 抑制 P-gp 底物转移，可能增加 P-gp 底物的浓度
哌柏西利	避免强、必须合用哌柏西利 75mg/d，在停用抑制剂 3~5 个半衰期后恢复之前的剂量	避免强	避免 PPI，可用 H₂		哌柏西利是 CYP3A 弱抑制剂，与治疗指数窄的敏感 CYP3A4 底物合用，可使底物 AUC 增加，降低剂量

续表

通用名	CYP3A抑制剂	CYP3A诱导剂	抗酸药物	凝血	其他
达尔西利	避免强，必须合用，暂停达尔西利，在停用抑制剂3~5个半衰期后，可恢复达尔西利联用前剂量水平	避免强	—	—	与P-gp底物、BCRP底物、OATP1B1/OATP1B3底物、MATE1底物的暴露量，或可增加上述底物的暴露量，慎用
瑞波西利	避免强，必须联用，瑞波西利降低至200mg qd，停止联用，待抑制剂5个消除半衰期后，恢复至瑞波西利剂量	避免强	—	—	慎与下列药物联用： 1.治疗指数窄的CYP3A底物联用，可能需要降低CYP3A底物剂量 2.可使咖啡因暴露量增加 3.避免应用抗心律失常药及已知可延长Q-T间期的其他药品 4.不建议与他莫昔芬联用，可使他莫昔芬暴露量增加2倍

续表

通用名	CYP3A 抑制剂	CYP3A 诱导剂	抗酸药物	凝血	其他
阿贝西利	避免强、禁止与酮康唑（AUC增加16倍）、葡萄柚汁合用，其他CYP3A强抑制剂：必须合用：150~200mg bid→100mg bid；100mg bid→50mg bid；已降低50mg bid，且不可避免使用CYP3A4抑制剂，可考虑继续阿贝西利给药，并密切监测毒性体征，亦可考虑50mg qd或终止治疗。停止或在CYP3A联用，在CYP3A	避免强、中、降低疗效	—	—	—

续表

通用名	CYP3A 抑制剂	CYP3A 诱导剂	抗酸药物	凝血	其他
阿贝西利	抑制剂 3~5 个半衰期后，增加阿贝西利至联用前剂量；中度 CYP3A 抑制剂，监测药物不良反应，如必要需降低阿贝西利剂量，按每次 50mg 下调				
依维莫司	避免强、西柚汁、西柚、CYP3A4 或 P-pgp 中效抑制剂，可减量至 2.5mg/d，可根据患者耐受性增至 5mg/d；如果停用中效抑制剂，应有2~3 天洗脱期，再增加依维莫司剂量	避免强、圣约翰草，可降低暴露量，必须合用，应考虑以 5mg 剂量递增，患以 10mg/d 增至 20mg/d；停止服用强诱导剂，依维莫司应恢复至之前剂量	—	—	—

续表

通用名	CYP3A 抑制剂	CYP3A 诱导剂	抗酸药物	凝血	其他
奥拉帕利	避免强、中，必须合用强 CYP3A 抑制剂，减量至 100mg bid，即 200mg/d；中效抑制剂，减量至 150mg bid，即 300mg/d；避免食用西柚、西柚汁、酸橙和酸橙汁（CYP3A 抑制剂）	避免强、中，疗效降低	—	—	慎与以下药物联合使用： 1. 与其他抗肿瘤药物、骨髓抑制性程度增强和时间延长。推荐的单药治疗剂量不适用于与具有骨髓抑制的抗肿瘤药物的合并使用 2. 疫苗或免疫抑制剂，尚无研究，风险未知

续表

通用名	CYP3A 抑制剂	CYP3A 诱导剂	抗酸药物	凝血	其他
氟唑帕利	避免强、中，如需联用，强→氟唑帕利停药，在停止联用后5~7个半衰期后，可恢复氟唑帕利至原剂量及频次；中→氟唑帕利应减量至50mg。避免西柚、西柚汁，酸橙和酸橙汁（含CYP3A4抑制剂）	避免强，疗效降低	—	—	—
帕米帕利	均可使用，无需调整剂量	—	—	—	CYP2C8诱导剂和抑制剂应慎用

通用名	CYP3A抑制剂	CYP3A诱导剂	抗酸药物	凝血	其他
阿帕替尼	避免强，联用需结合临床观察考虑是否进行剂量调整	避免强，联用需结合临床观察考虑是否进行剂量调整	—	华法林，监测APTT和INR	与下列药物联用需谨慎：1. CYP3A4、CYP2C9底物 2. 延长Q-T间期的药物 3. 其他对肝肾功能有影响的药物
呋喹替尼	影响有限	影响有限	—	华法林，需增加INR监测频率	与P-gp、BCRP底物合用需谨慎
阿昔替尼	避免强，如必须合用，建议剂量减半，停止与强抑制剂合用，经3~5个半衰期后，恢复阿昔替尼合用前剂量	避免强，一般经一周诱导作用达峰，阿昔替尼剂量可增加，但无具体剂量推荐，如停止与强诱导剂合用，应立即将阿昔替尼恢复至原剂量水平	无需调整（雷贝拉唑）	—	与下列药物联用需谨慎：1. CYP1A2、CYP2C19强效抑制剂 2. CYP1A2底物（茶碱）

续表

通用名	CYP3A 抑制剂	CYP3A 诱导剂	抗酸药物	凝血	其他
培唑帕尼	避免强，西柚汁	避免强	避免抗酸药： 1. PPI：建议每晚不伴餐服用一次培唑帕尼，同时使用 PPI 2. H₂ 受体拮抗剂：同隔给药，给药前至少 2h 或给药后至少 10 小时不伴餐服用培唑帕尼 3. 短效抗酸药：间隔给药，给药前至少 1h 或给药后至少 2 小时服用培唑帕尼	—	慎与下列药物联用： 1. P-gp、BCRP 强抑制剂 2. P-gp、BCRP、OATP1B1 底物 3. CYP3A4、CYP2D6、CYP2C8、UGT1A1 底物，暴露量可能升高 4. 他汀类药物

续表

通用名	CYP3A 抑制剂	CYP3A 诱导剂	抗酸药物	凝血	其他
索拉非尼	无影响	药物浓度下降	奥美拉唑不影响	华法林：PT-INR 并未改变，但合用需定期监测 INR	1. 禁与紫杉醇/卡铂或吉西他滨/顺铂联和用于鳞状细胞肺癌治疗 2. 与以下药物治疗联用需谨慎：①UGT1A1 底物；②多西他赛；③新霉素。索拉非尼生物利用度下降
舒尼替尼	避免强（酮康唑），必须合用，降低剂量，37.5mg/d(RCC & GIST)，25mg/d (pNET)	避免强（利福平），建议避免，必须合用，增加舒尼替尼剂量，87.5mg/d (GIST&RCC)，62.5mg(pNET)	—	—	—

续表

通用名	CYP3A 抑制剂	CYP3A 诱导剂	抗酸药物	凝血	其他
多纳非尼	避免	避免	无信息	无信息	慎与下列药物联用：CYP3A4、UGT1A9、CYP1B1、CYP2C8、CYP2C9、CYP2C19、CYP2D6、CYP3A5 抑制剂、诱导剂
瑞戈非尼	避免强	避免强	—	—	慎与下列药物联用： 1. UGT1A1、UGT1A9 底物，可增加底物全身暴露量 2. 瑞戈非尼及其代谢产物存在肝肠循环，新霉素等抗生素（影响肠道菌群）可能干扰肝肠循环，降低暴露量 3. 胆盐螯合剂（考来烯胺、考来维仑）形成不溶性复合物，可能减少暴露量降低疗效 4. BCRP 底物

续表

通用名	CYP3A 抑制剂	CYP3A 诱导剂	抗酸药物	凝血	其他
仑伐替尼	—	—	—	—	对 CYP3A4/P-gp 底物无显著 DDIs
安罗替尼	避免 CYP3A4/5 强效抑制剂、CYP1A2 强效抑制剂	避免 CYP3A4/5 诱导剂、1A2 诱导剂	—	华法林（CYP2C9 底物）避免同用	避免与 CYP3A4 底物（阿芬太尼和麦角胺）同用
索凡替尼	避免	避免	—	—	避免与 CYP3A4/5、P-gp、BCRP 底物合用
维莫非尼	避免强 CYP3A4，存在临床指征，可考虑维莫非尼减量	避免强 CYP3A4	—	S-华法林、华法林 AUC 升高 18%，监测 INR	慎与治疗窗较窄的 CYP1A2、CYP3A4 底物、P-gp 底物联用

续表

通用名	CYP3A抑制剂	CYP3A诱导剂	抗酸药物	凝血	其他
达拉非尼	避免CYP2C8、CYP3A4强效抑制剂，必须使用慎用（无剂量推荐）	避免强	—	可降低华法林AUC	1. 可降低咪达唑仑（CYP3A4底物）、华法林AUC，C_{max}降低 2. 可能影响药物：①镇痛药（如芬太尼、美沙酮）；②抗生素（如克拉霉素、多西环素）；③抗癌剂（如卡巴他赛）；④抗凝血剂（如醋硝香豆素、华法林）；⑤抗癫痫药（如卡马西平、苯妥英、扑米酮、丙戊酸）；⑥抗精神病药（如氟哌啶醇）；⑦钙通道阻滞剂（如地尔硫䓬、非洛地平、尼卡地平、硝苯地平、维拉帕米）；⑧强心苷类（如地高辛）；⑨皮质类固醇（如地塞米松、甲基泼尼松龙）；⑩HIV抗病毒药物（如安普那韦、...

通用名	CYP3A 抑制剂	CYP3A 诱导剂	抗酸药物	凝血	其他
达拉非尼					阿扎那韦、达芦那韦、地拉韦啶、依法韦仑、福沙那韦、茚地那韦、洛匹那韦、奈非那韦、沙奎那韦、替拉那韦；①激素避孕药；②催眠药（如地西泮、咪达唑仑、唑吡坦）；③免疫抑制剂（如环孢菌素、他克莫司、西罗莫司）由 CYP3A4 代谢的他汀类药物（如阿托伐他汀、辛伐他汀）3. 使用对乙酰氨基酚后产生肝损伤风险更高
曲美替尼	无影响	无影响	无影响	无影响	1. 可能短暂抑制肠道 BCRP 底物 2. 强效 P-gp 抑制剂可能导致曲美替尼水平升高

续表

酪氨酸激酶抑制剂

通用名	CYP3A 抑制剂	CYP3A 诱导剂	抗酸药物	凝血	其他
伊马替尼	避免，暴露量增加 40%	避免，暴露量降低 68%~74%	—	抑制 CYP2C9/19 活性，同服华法林（2C9）后可见凝血酶原时间延长，监测凝血酶原时间	1. 抑制 CYP3A4，可增加 CYP3A4 代谢药物的血药浓度，如苯二氮䓬类、双氢吡啶钙通道阻滞剂、HMG-CoA 还原酶抑制剂、治疗窗窄的 CYP3A 底物（环孢素、匹莫齐特）应慎用 2. 抑制 CYP2D6，慎用 2D6 底物 3. 青光眼患者慎用 4. 避免使用含有对乙酰氨基酚的处方药或非处方药
阿伐替尼	避免强、中，如必须与中效 CYP3A 抑制剂联用，应降剂量 300mg qd → 100mg qd	避免强、中	—	—	慎与 P-gp 或 BCRP 底物合用

通用名	CYP3A 抑制剂	CYP3A 诱导剂	抗酸药物	凝血	其他
瑞派替尼	避免强、中，如必须合用强效抑制剂，加强监测	避免强	—	—	—
恩曲替尼	避免强、中，如必须合用强效抑制剂：600mg qd→100mg qd；如必须合用中效抑制剂：600mg qd→200mg qd；在停止联用、恢复恩曲替尼至原剂量。半衰期长的CYP3A4抑制剂可能需要洗脱期	避免	—	—	慎与以下药物合用：P-gp底物（除地高辛）、BCRP底物、OATP1B1底物

续表

通用名	CYP3A 抑制剂	CYP3A 诱导剂	抗酸药物	凝血	其他
拉罗替尼	避免强，必须联合，拉罗替尼减量50%。在抑制剂停用3~5个半衰期后，恢复联用前剂量	避免强、中	—	—	1. 避免P-gp诱导剂 2. 慎与下列药物合用：①治疗范围较窄的CYP3A底物；②CYP2B6、CYP2C8、CYP2C9或CYP2C19底物，可能降低其暴露量；③OATP1B1底物，可能增加其暴露量

注：无信息为说明书未提及DDIs

— 为提及其他DDIs信息，但是内容中无此项信息

4

第四章

特殊人群使用风险管理

特殊人群包括儿童、老年人、妊娠期与哺乳期妇女等，这些阶段的人群通常并未纳入到药物注册的临床研究中，研究资料并不充分，同时这类人群处于生长、发育、哺育、退化等特殊阶段，人体机能与正常成人存在差异，可能导致药物药效 / 药动（PK/PD）参数发生显著变化，同时妊娠期、哺乳期患者还需考虑药物对胎儿、乳儿的影响，因此需特别关注。

一、儿童

本书收录药品对应的瘤种在 < 18 岁的儿童中发病率很低，临床资料有限，并不推荐使用。对于治疗小儿常见实体瘤的药物，如 NTRK 抑制剂，可用于 12 岁及以上儿童实体瘤患者。其他药物均不建议 < 18 岁的儿童使用。

二、老年人

对于老年的年龄界限，不同说明书设定不同，多数以 65 岁为界，少数以 70 岁、75 岁为界。对于老年患者，多数患者无需调整初始剂量，但临床研究中老年患者不良反应发生率及严重程度有升高的趋势，在使用过程中应慎用，并及时调整剂量。

三、育龄期人群及妊娠期、哺乳期女性

动物实验表明，抗肿瘤药物多数具有胚胎毒性，妊娠期禁用。随着肿瘤发病的逐渐年轻化，育龄期肿瘤患者逐渐增多，部分患者存在生育可能且具有生育愿望，此类患者及其配偶应注意在治疗期间避免怀孕，并应采取避孕措施直至末次治疗结束后一段时间。部分药物在说明书中阐述了末次治疗结束后避孕的时长，对有生育要求的患者应特别注意。

很少有临床研究可以解释抗肿瘤药物是否可通过乳汁分泌，考虑到胎儿接受抗肿瘤药物的风险，一般用药期间不建议哺乳。同时，部分药物在说明书中阐述了末次治疗结束后仍不建议哺乳的时长，对有哺乳需求的肿瘤患者应特别注意。表 4-1 汇总了育龄期及哺乳期患者具体用药信息。

表 4-1　育龄期、哺乳期患者用药

通用名	避孕	哺乳
吉非替尼	治疗期间避免妊娠	治疗期间避免哺乳
厄洛替尼	治疗期间及治疗完成后 2 周	用药期间及末次给药后至少 2 周内避免哺乳
埃克替尼	治疗期间避免妊娠	治疗期间避免哺乳

通用名	避孕	哺乳
阿法替尼	治疗期间及治疗完成后 2 周	治疗期间及停药后 2 周内
达可替尼	治疗期间及治疗完成后至少 17 天	治疗期间及停药后至少 17 天
奥希替尼	完成治疗后女性至少 2 月，男性至少 4 个月采取有效的避孕措施	治疗期间避免哺乳
阿美替尼	完成治疗后 3 个月内使用有效避孕措施	末次给药后至少 3 个月内停止哺乳
伏美替尼	治疗后至少 6 个月内	治疗后至少 3 个月内停止哺乳
贝福替尼	男女在末次给药后 3 个月内采取有效避孕措施	末次给药后至少 3 个月内停止哺乳
克唑替尼	最后一次给药后至少 45 天使用有效的避孕措施	最后一次给药后 45 天不要进行母乳喂养
阿来替尼	末次给药后至少 3 个月内使用高效的避孕方法	服药期间停止哺乳
塞瑞替尼	终止治疗后 6 个月才去高度有效的避孕措施	治疗期间避免哺乳
布格替尼	女性末次给药至少 4 个月内使用有效的避孕措施；男性在末次给药至少 3 个月内采取有效的避孕措施	最后一次给药后 1 周内不要哺乳
恩沙替尼	完成治疗后 3 个月内使用有效避孕措施	末次给药后至少 3 个月内停止哺乳
伊鲁阿克	男女在末次给药后 3 个月内避免怀孕	末次给药后至少 3 个月内避免哺乳

通用名	避孕	哺乳
洛拉替尼	女性末次给药后至少6个月内使用有效的非激素避孕措施；男性在末次给药后至少3个月内使用有效的避孕措施	末次给药后至少7天不要哺乳
塞普替尼	用药结束后1周内采取有效避孕措施	末次服药后1周内避免哺乳
普拉替尼	女性末次用药后2周内采取可靠的避孕措施；男性末次用药后1周内有效避孕措施	末次给药后3周内不要哺乳
赛沃替尼	女性治疗后1个月内确保有效避孕；男性治疗后6个月确保有效避孕	治疗期间避免哺乳
谷美替尼	末次给药后1周内采取有效的避孕措施	末次给药后1周内避免哺乳
莫博赛替尼	女性末次给药后1个月内采取有效避孕措施；男性末次给药后1周内采取有效避孕措施	末次给药后1周内停止哺乳
舒沃替尼	女性至少2个月，男性至少6个月，使用物理避孕	治疗期间避免哺乳
吡咯替尼	治疗后至少8周进行避孕	用药期间不建议哺乳
奈拉替尼	女性末次用药后至少1月内采取有效避孕措施；男性末次用药后3个月内采取有效避孕措施	末次用药后至少1个月内避免哺乳
哌柏西利	治疗完成后至少3周（女性），或14周（男性）内采取有效避孕措施	治疗时不应哺乳

通用名	避孕	哺乳
达尔西利	治疗结束后 7 个月内采取有效的避孕措施	治疗期间停止哺乳
瑞波西利	停用治疗后 21 天内采取有效避孕措施	最后一次服药后至少 21 天内不要哺乳
阿贝西利	治疗后 3 周内使用高效避孕方法	治疗期间不应哺乳
依维莫司	治疗结束后 8 周内采取有效避孕措施	治疗及末次给药后 2 周内不应哺乳
西达本胺	男性治疗后 3 个月内避免生育计划	治疗期间停止哺乳
奥拉帕利	女性末次用药后至少 6 月内采取有效避孕措施；男性末次用药后 3 个月内采取有效避孕措施	末次用药后 1 个月内停止哺乳
尼拉帕利	末次给药后 6 个月内必须采取有效的避孕措施	末次给药后 1 个月内避免哺乳
氟唑帕利	末次给药后 6 个月内必须采取有效的避孕措施	末次给药后 1 个月内避免哺乳
帕米帕利	女性末次给药后 6 个月内采取有效避孕措施	治疗期间和末次给药后 1 个月内停止哺乳
阿帕替尼	育龄期女性、男性在停药后至少 8 周内应采取有效避孕措施	治疗期间停止哺乳
呋喹替尼	女性末次用药后至少 1 月内采取有效避孕措施；男性末次用药后 3 个月内采取有效避孕措施	治疗期间停止哺乳
阿昔替尼	完成治疗后 1 周内采取充分的避孕措施	末次给药后 2 周内停止哺乳

通用名	避孕	哺乳
培唑帕尼	男女终止治疗后2周内采取有效避孕措施	治疗期间不进行哺乳
索拉非尼	治疗结束至少2周内采用足够的避孕措施	治疗期间应停止哺乳
舒尼替尼	最后一次给药后至少4周内采取有效的避孕措施	末次用药后至少4周内不得哺乳
多纳非尼	末次用药后2周内采取可靠的避孕措施	治疗期间必须停止哺乳
瑞戈非尼	之后后8周内确保有效避孕	治疗必须停止哺乳
仑伐替尼	治疗结束后1个月内应避免妊娠并采取高效避孕措施	哺乳期间禁用仑伐替尼，停药1周后再开始哺乳
安罗替尼	结束治疗至少6个月内采取有效的避孕措施	治疗期间停止哺乳
索凡替尼	女性末次用药后至少1月内采取有效避孕措施；男性末次用药后3个月内采取有效避孕措施。	治疗期间停止哺乳
维莫非尼	停药后6个月内采取有效的避孕措施	权衡利弊
达拉非尼	单药停药后2周、联合用药至6周内需强效避孕	单药停药后2周、联合用药至少6周内不要进行哺乳
曲美替尼	停药后至少16周内，采取有效避孕措施	停药后至少16周内不要哺乳
伊马替尼	用药同时高效避孕	治疗期间停止哺乳
阿伐替尼	治疗期间避免妊娠	用药期间停止哺乳

通用名	避孕	哺乳
瑞派替尼	女性末次给药后至少3周采取有效避孕措施；男性末次给药至少3周采取有效的避孕措施	末次给药后至少3周内停止哺乳
恩曲替尼	女性停药后至少5周内采取有效的避孕措施；男性停药后3个月内采取有效的避孕措施	用药期间及停药后7日内暂停哺乳
拉罗替尼	男女在末次给药后一个月内采取有效避孕措施	末次给药后3天内应停止哺乳

四、肝肾功能不全者

在开始抗肿瘤药物治疗之前，部分患者可能由于肝炎、肝转移、肾炎等疾病导致肝肾功能不全。抗肿瘤药物多数需经肝脏代谢，肝肾双通道排泄，此外抗肿瘤药物还可能造成肝肾功能损伤，因此肝肾功能损伤患者应对初始剂量进行下调。基于临床肝肾功能不全患者的临床研究或群体药动学模型模拟，部分药物对肝肾功能不全药物有剂量调整推荐，具体见表4-2。

表 4-2　肝肾功能不全患者用药

通用名	肝功能不全			肾功能不全			肝肾功能说明
	轻	中	重	轻	中	重	
吉非替尼	**	**	+	*	*	**	肝：轻中度慎用，重度停药 肾：轻中度无需调整，重度≤ 20ml/min 慎用
厄洛替尼	*	**	+	*	*	+	肝：轻度无需调整，中度慎用，重度禁用［TBil 3ULN 和（或）5ULN 氨基转移酶］ 肾：轻中度无需调整，重度停用
埃克替尼	#	+	+	#	#	#	ALT，AST > 100IU/L，暂停给药
阿法替尼	*	*	#	*	*	+	肝：轻中度无需调整，重度未知 肾：轻中度不全无需调整，重度 15~29ml/（min×1.73m²），推荐 30mg/d（美国 FDA 说明书）
达可替尼	*	*	*	*	*	#	肝：轻中重度无需调整 肾：轻中度无需调整，重度未知
奥希替尼	慎用*	慎用*	+	*	*	#	肝：轻度无需调整剂量，不建议中度应用 肾：轻中度无需调整剂量，重度及终末期慎用
阿美替尼	*	慎用#	慎用#	*	*	慎用#	肝：轻度无需调整，中重度无数据慎用 肾：轻中度无需调整，重度无数据慎用

通用名	肝功能不全			肾功能不全			肝肾功能说明
	轻	中	重	轻	中	重	
伏美替尼	*	#	#	*	*	#	肝：轻度无需调整，中重度慎用 肾：轻中度无需调整，重度慎用
贝福替尼	*	#	#	*	*	#	肝：轻度无需调整，中重度未知 肾：轻中度无需调整，重度未知
克唑替尼	*	**	**	*	*	**	肝：轻度（ST > ULN，TBil < 1.5ULN）无需调整，中度（TBil < 3ULN）200mg bid，重度（TBil > 3ULN）250mg qd 肾：> 30ml/min，无需调整；重度无需透析，250mg qd
阿来替尼	*	*	**	*	*	*	肝：轻中度无需调整，重度450mg bid，即900mg/d 肾：轻中重度无需调整
塞瑞替尼	*	*	**	*	*	#	肝：轻中度无需调整，重度下调 1/3，150mg 取整 肾：轻中度无需调整，重度慎用

通用名	肝功能不全			肾功能不全			肝肾功能说明
	轻	中	重	轻	中	重	
布格替尼	*	*	**	*	*	**	肝：轻中度无需调整，重度下调40%：180mg → 120mg；120mg → 90mg；90mg → 60mg 肾：轻中度无需调整，重度15~29ml/min下调剂量50%：180mg → 90mg，90mg → 60mg
恩沙替尼	*	**	**	*	**	**	肝：轻度无需调整，中重度无数据 肾：轻度无需调整，中重度或终末期慎用
伊鲁阿克	*	#	#	*	#	#	轻度无需调整，中重度未知
洛拉替尼	*	#	+	*	*	**	肝：轻度无需调整，中重度未知 肾：轻中度无需调整，重度（15~30ml/min），75mg qd
塞普替尼	*	*	**	*	*	*	肝：轻中度无需调整，重度120mg q12h → 80mg q12h；160mg q12h → 80mg q12h 肾：轻中重度（＞15ml/min）无需调整
普拉替尼	*	#	+	*	*	#	肝：轻度无需调整，中重度未知，重度不建议使用 肾：轻中度无需调整，重度未知

通用名	肝功能不全			肾功能不全			肝肾功能说明
	轻	中	重	轻	中	重	
赛沃替尼	*	**	**	*	*	**	肝：轻度无需调整，中重度未知，慎用 肾：轻中度无需调整，重度未知，慎用
谷美替尼	*	**	未知**	*	*	未知**	肝：轻度无需调整，中重度慎用，重度未知 肾：轻中度无需调整，重度未知，慎用
莫博赛替尼	*	未知**	未知**	*	*	**	肝：轻度无需调整，中重度未知，慎用 肾：轻中度无需调整，重度<30ml/min，未知慎用
舒沃替尼	*	#	#	*	*	#	肝：轻度无需调整，中重度未知 肾：轻中度无需调整，重度（<30ml/min至透析）未知
吡咯替尼	*	+	+	**	**	**	肝：中重度不建议使用 肾：<2%经肾脏排泄，肾功能不全对吡咯替尼暴露量非常有限，但需慎用
奈拉替尼	*	*	**	#	#	#	肝：轻中度无需调整剂量，重度80mg qd（AUC增加173%） 肾：未知
哌柏西利	*	*	**	*	*	*	肝：轻中度无需调整，重度（CP–C）推荐75mg/d 肾：轻中度（≥15ml/min）无需调整，血透患者数据不充分

通用名	肝功能不全			肾功能不全			肝肾功能说明
	轻	中	重	轻	中	重	
达尔西利	*	+	+	*	+	+	轻度无需减量,中重度不建议使用
瑞波西利	*	**	**	*	*	**	肝:轻度无需减量,中重度起始剂量 400mg qd 肾:轻中度无需调整,重度起始剂量为 200mg qd
阿贝西利	*	*	**	*	*	#	肝:轻中度无需调整,重度原剂量 qd 肾:轻中度(Ccr 30~89ml/min)无需调整,重度、ESRD、透析无剂量推荐
依维莫司	**	**	**	*	*	*	肝:轻度 7.5~5mg,中度 5~2.5mg/d,重度预期获益高于风险,2.5mg/d,但不得超量 肾:无需调整剂量
西达本胺	*	**	**	*	**	**	轻度无显著差异,中重度无数据,慎用
奥拉帕利	*	*	+	*	**	+	肝:轻中度无需调整,重度不推荐使用 肾:轻度无需调整(Ccr 51~80ml/min),中度(Ccr 31~50ml/min)减量至 200mg bid,重度不推荐使用
尼拉帕利	*	*	**	*	*	**	轻中度无需调整,重度无数据,慎用

通用名	肝功能不全			肾功能不全			肝肾功能说明
	轻	中	重	轻	中	重	
氟唑帕利	*	*	+	*	+	+	肝：轻中度无需调整，重度不建议 肾：轻度无需调整，中重度不建议
帕米帕利	*	+	+	*	*	**	肝：轻度无需调整，中重度不建议使用 肾：轻中度无需调整，重度慎用
阿帕替尼	**	**	+	**	**	+	重度禁用，其他慎用
呋喹替尼	**	**	+	*	**	+	肝：轻中度慎用，重度禁用 肾：轻度无需调整，无中重度数据，中度慎用，重度禁用
阿昔替尼	*	**	+	*	*	*	肝：轻度无需调整，中度起始剂量减半，重度无数据支持，不建议使用 肾：轻中重度（Ccr 15~89ml/min）无需调整剂量，终末期肾病（Ccr < 15ml/min）慎用
培唑帕尼	*	**	+	*	*	**	肝：轻（TBil < 1.5ULN）中（TBil 1.5ULN~3ULN）度慎用，中度200mg qd，重度（TBil > 3ULN）不建议 肾：Ccr > 30ml/min，无需调整，透析无数据，慎用

通用名	肝功能不全			肾功能不全			肝肾功能说明
	轻	中	重	轻	中	重	
索拉非尼	*	*	#	*	*	*	肝：轻中度无需调整，重度无证据支持 肾：轻中重（无需透析）患者无需调整剂量，透析未知
舒尼替尼	*	*	#	*	*	*	肝：轻中度无需调整，重度未知 肾：轻中重、终末期肾病血透患者无需调整剂量，血透导致 AUC 下降；原剂量起始，维持剂量可根据安全性及耐受性将后续剂量增加至 2 倍
多纳非尼	*	**	+	*	**	+	轻度无需调整，中度慎用，重度不建议使用
瑞戈非尼	*	#	#	*	*	*	肝：轻度无需调整，中度无剂量推荐，重度不建议使用 肾：轻中度无需调整，重度无数据
仑伐替尼	**	**	+	*	*	+	肾：轻中度无需调整，重度不建议使用 肝：轻度无需调整，中度研究有限慎用，严重不建议使用
安罗替尼	**	**	+	**	**	+	重度禁用
索凡替尼	**	**	+	*	**	**	肝：轻中度慎用，重度禁用 肾：轻度无需调整，中重度慎用

通用名	肝功能不全			肾功能不全			肝肾功能说明
	轻	中	重	轻	中	重	
维莫非尼	*	*	#	*	*	#	轻中度无需调整剂量，重度无数据，无推荐
达拉非尼	*	**	**	*	*	**	肝：轻度无需调整，中重度暴露量可能增加，无数据，无推荐剂量，慎用 肾：轻中度无需调整，重度无数据，无推荐，慎用
曲美替尼	*	慎用#	慎用#	*	*	#	肝：轻度无需调整，中重度无剂量推荐，慎用 肾：轻中度无需调整，重度无数据支持，无推荐，慎用
伊马替尼	**	**	+	*	*	**	肝：轻中度推荐 400mg/d，重度停药，后减量起始 400mg/d → 300mg/d，600mg/d → 400mg/d，800mg/d → 600mg/d 肾：轻中度无需调整，严重及正接受透析治疗患者可接受起始剂量 400mg，但仍需慎重，不耐受可减量，疗效欠佳，可增加剂量
阿伐替尼	*	*	**	*	*	**	肝：轻中度无需调整，重度慎用 肾：轻中度无需调整，重度 1~29ml/min 慎用
瑞派替尼	*	未知**	未知**	*	*	未知**	肝：轻度无需调整，中重度未知，慎用 肾：轻中度无需调整，重度（15~29ml/min）未知，慎用

通用名	肝功能不全			肾功能不全			肝肾功能说明
	轻	中	重	轻	中	重	
恩曲替尼	*	#	#	*	*	#	肝：轻度无需调整，中重度未知 肾：轻中度无需调整，重度未知
拉罗替尼	*	**	**	*	*	*	肝：轻度无需调整，中重度减量50%，慎用 肾：无需调整

注：* 为原量治疗；** 为减量或慎用；# 为无临床研究数据；+ 为不建议使用或禁用

五、驾车及操作机械的风险

抗肿瘤药物对患者驾车及操作机械能力的影响，不仅涉及患者自身的安全，还涉及周围环境人群的安全。部分抗肿瘤药物可能对开车及操作机械风险很小，但某些药物导致疲乏、嗜睡或有视物模糊等不良反应，影响患者操作相关机械的能力，需特别注意。具体见表4-3。

表4-3　TKIs 对驾驶和机械操作能力的影响

通用名	驾驶和机械操作能力的影响
吉非替尼	可能出现虚脱症状，应予以提醒
厄洛替尼	无

通用名	驾驶和机械操作能力的影响
埃克替尼	乏力，谨慎
阿法替尼	影响较小，眼部不良反应（结膜炎、干眼症、角膜炎）可能影响操作
达可替尼	无
奥希替尼	影响较小
阿美替尼	有乏力、头晕等不良反应，应谨慎
伏美替尼	眼部不良反应（视力下降、视物模糊）影响操作
贝福替尼	轻微，疲劳、乏力
克唑替尼	严重视力丧失可能影响操作
阿来替尼	轻微，谨慎，有症状性心动过缓（晕厥、头晕、低血压）
塞瑞替尼	轻微，谨慎，有疲劳、视觉障碍
布格替尼	无
恩沙替尼	轻微，谨慎，疲劳、视觉障碍
伊鲁阿克	谨慎，有乏力、头晕、头痛、症状性心动过缓
洛拉替尼	无
塞普替尼	无
普拉替尼	无
赛沃替尼	无
谷美替尼	无
莫博赛替尼	疲乏，疲乏时不进行驾驶或操作机器
舒沃替尼	谨慎，疲劳时避免上述操作

通用名	驾驶和机械操作能力的影响
吡咯替尼	无
奈拉替尼	无
哌柏西利	疲乏，应谨慎
达尔西利	无
瑞波西利	无
阿贝西利	影响很小，疲乏、头晕，谨慎
依维莫司	无
西达本胺	无
奥拉帕利	有虚弱、疲倦、头晕，出现上述症状应谨慎
尼拉帕利	无力、疲乏、头晕，需谨慎
氟唑帕利	乏力，谨慎
帕米帕利	有疲乏、乏力、头晕，出现症状应谨慎
阿帕替尼	乏力，谨慎
呋喹替尼	出现影响注意力和反应的症状，建议等症状消除后再驾驶或操作机械
阿昔替尼	疲乏，应谨慎
培唑帕尼	无法预测，感到眩晕、疲倦、虚弱应避免
索拉非尼	无
舒尼替尼	影响较小，告知患者用药期间可能头晕
多纳非尼	头晕、乏力，症状消除再驾驶或操纵机器
瑞戈非尼	疲乏，应谨慎
仑伐替尼	疲乏，应谨慎
安罗替尼	无

通用名	驾驶和机械操作能力的影响
索凡替尼	出现影响注意力和反应的症状，建议等症状消除后再驾驶或操作机械
维莫非尼	轻微，有疲劳、头晕、眼部问题
达拉非尼	影响较小，疲劳、眼部问题
曲美替尼	影响很小，有疲劳、眼睛问题
伊马替尼	头晕、视物模糊、嗜睡，应注意，有事故报道
阿伐替尼	无，有认知影响，可能出现认知障碍、意识模糊状态、脑病
瑞派替尼	无
恩曲替尼	可致中枢神经系统不良反应，可能影响驾驶或操作危险机械的能力
拉罗替尼	中度，不建议驾驶和使用机器

5

第五章

不良反应及风险
管理措施

第一节　治疗前评估

在启动肿瘤靶向蛋白激酶抑制剂规范治疗前，明确肿瘤的临床分期、病理分型、既往治疗史、非肿瘤并发症和伴发疾病等信息，并在此基础上制定及调整治疗方案，预防可能发生的药物不良反应，对肿瘤治疗具有重要意义。肿瘤患者治疗前评估项目及具体内容见表 5-1。

表 5-1　治疗前评估项目及评估内容

评估项目	评估内容
一般情况	现病史、既往史、家族史、婚育史、过敏史、体格检查
肿瘤诊断情况	瘤种、临床分期、病理分型、免疫组化、基因检测 [肿瘤组织、循环肿瘤细胞（ctDNA）]
肿瘤治疗情况	既往治疗方案、疗效及不良反应情况
检查	分期检查、评效检查（X 线、CT、MRI、PET-CT、骨扫描）
检验	血常规、尿常规、血生化等

不良反应的管理对于保证治疗效果及提高患者生活质量至关重要，应全面认识和关注不同药物的不良反应，早期预防，密切监控，并及时采取合理有效的治疗措施。对于重度不良反应，应暂停或终止给药。

多学科团队合作是处理不良反应的有力保障，加强与感染科、呼吸科、内分泌科、皮肤科、消化科、心内科等多学科专家之间的合作在肿瘤靶向蛋白激酶抑制剂不良反应管理中具有重要意义。

黑框警告（Black Box Warning，Boxed Warning）是美国 FDA 要求在处方药的说明书上写明的一种对药物不良反应的警告标志，是最高级别的警告，代表该药物具有引起严重、甚至危及生命的不良反应的重大风险，治疗前应特别引起注意。本书收录的靶向药物中有黑框警告的药物见表 5-2。

表 5-2　黑框警告

药品	黑框警告内容
培唑帕尼	肝毒性
舒尼替尼	肝毒性
莫博赛替尼	Q-T 间期延长

第二节　不良反应的防治

药品不良反应，是指合格药品在正常用法用量下出现的与用药目的无关的有害反应。基于临床研究及临床实践的常见不良反应谱，对肿瘤靶向蛋白激酶抑制剂不良反应的预测及防治管理对患者提高依从性、获得疗效至关重要。不良反应可借鉴一、二级预防的理念，进行全面、全程管理。

一级预防，又称病因预防、初级预防，首先确定危险因素，在不良反应尚未发生时即采取预防措施。如抗 HER2 抑制剂奈拉替尼预防性使用洛哌丁胺可降低腹泻发生率和严重程度。此外，Q–T 间期延长是许多药物的常见不良反应，一般先天性长 Q–T 间期综合征患者，蒽环类抗肿瘤药物达累积剂量的患者为高危人群，不建议应用易导致 Q–T 间期延长的靶向药物。同时应定期监测心电图及电解质（钾、镁），排查是否合用 CYP3A 强效抑制剂及其他已知延长 Q–T 间期的药物，也是防治 Q–T 间期延长的一级预防措施。

二级预防是指早发现、早诊断、早治疗。如间质性肺病（Interstitial Lung Disease，ILD）/ 非感染性肺炎，其主要表现为新发的呼吸困难等肺部症状，对于具有这类不良反应的患者，出现症状应及时就诊，完善相关检查、鉴别和诊断，排除其他原因后积极进行包括激素冲击在内的对症治疗。

第三节　不良反应分级及药物调整水平

1. CTCAE 分级

不良反应分级主要参考美国国家癌症研究所

（National Cancer Institute，NCI）发布的肿瘤治疗常见不良反应分级（Common Terminology Criteria for Adverse Events，CTCAE），目前已更新至5.0版。随着药物进展，肿瘤靶向蛋白激酶抑制剂临床研究中参考的CTCAE版本不同，主要参考版本为4.0版、4.03版、5.0版。CTCAE分级需考虑病情严重程度及是否需要治疗（表5-3），肿瘤靶向蛋白激酶抑制剂剂量调整水平见表5-4。

表5-3 CTCAE分级依据

分级	严重程度	是否需要治疗
1级	轻度，无症状或轻度症状；仅临床或诊断发现	无需治疗
2级	中度，年龄相关工具性日常生活活动受限*	最小的、局部的或非侵入性治疗指征
3级	重度或重要医学意义，但不会立即危及生命；致残；自理性日常生活活动受限**	住院治疗或延长住院时间指征
4级	危及生命	需紧急治疗
5级	死亡	—

*工具性日常生活活动是指做饭、购买杂货或衣服、使用电话、理财等。** 自理性日常生活活动是指洗澡、穿衣和脱衣、进食、如厕、服用药物，而不是卧床不起

表 5-4 肿瘤靶向蛋白激酶抑制剂剂量调整水平

药物	推荐起始剂量	第一次减量	第二次减量	第三次减量	第四次减量
吉非替尼	250mg/d	无			
厄洛替尼	150mg/d	100mg/d	停药		
埃克替尼	125mg tid	无			
阿法替尼	40mg/d	30mg/d	20mg/d（1 片）	停药	
达可替尼	45mg/d	30mg/d	15mg/d（1 片）	停药	
奥希替尼	80mg/d	40mg/d	停药		
阿美替尼	110mg/d	55mg/d	停药		
伏美替尼	80mg/d	40mg/d	停药		
贝福替尼	75mg/d（d1~21）→ 后续 100mg/d	75mg/d	50mg/d	停药	
克唑替尼	250mg bid	200mg bid	250mg qd	停药	
阿来替尼	600mg bid	450mg bid	300mg bid	停药	
塞瑞替尼	450mg/d	300mg/d	150mg/d（1 片）	停药	

药物	推荐起始剂量	第一次减量	第二次减量	第三次减量	第四次减量
布格替尼	90mg qd（d1~7）→后续180mg qd（d8→），停药超过14d，需重新负荷	120mg/d	90mg/d	60mg/d	停药
恩沙替尼	225mg/d	200mg/d	150mg/d	停药	
伊鲁阿克	60mg/d（d1~7）→180mg/d（d8→）	120mg/d	90mg/d	60mg/d	停药
洛拉替尼	100mg/d	75mg/d	50mg/d	停药	
塞普替尼	<50kg：120mg q12h	80mg q12h	40mg bid	40mg qd	停药
	≥50kg：160mg q12h	120mg q12h	80mg q12h	40mg q12h	停药
普拉替尼	400mg/d	300mg/d	200mg/d	100mg/d	停药
赛沃替尼	<50kg：400mg/d	300mg/d	200mg/d	停药	
	≥50kg：600mg/d	400mg/d	300mg/d	200mg/d	停药

续表

药物	推荐起始剂量	第一次减量	第二次减量	第三次减量	第四次减量
谷美替尼	300mg/d	250mg/d	200mg/d	150mg/d	停药
莫博赛替尼	160mg/d	120mg/d	80mg/d	停药	
舒沃替尼	300mg/d	200mg/d	150mg/d	停药	
奈拉替尼	240mg/d	200mg/d	160mg/d	120mg/d	停药
吡咯替尼	400mg/d	320mg/d	240mg/d	停药	
哌柏西利	125mg/d	100mg/d	75mg/d	停药	
达尔西利	150mg/d	125mg/d	100mg/d	停药	
瑞波西利	600mg/d	400mg/d	200mg/d	停药	
阿贝西利	150mg bid	100mg bid	50mg bid	停药	
依维莫司	10mg/d	5mg/d	2.5mg/d	停药	
西达本胺	30mg 每周服药 2 次，两次间隔不少于 3 天	20mg 每周服药 2 次	停药		

药物	推荐起始剂量	第一次减量	第二次减量	第三次减量	第四次减量
奥拉帕利	300mg bid	250mg bid	200mg bid	停药	
尼拉帕利	一线维持：＜77kg 或 PLT ＜150×10⁹/L：200mg qd	100mg qd	停药		
	一线维持：≥77kg 且 PLT ＞150×10⁹/L：300mg qd	200mg qd	100mg qd	停药	
	复发性卵巢癌维持治疗：300mg qd	200mg qd	100mg qd	停药	
氟唑帕利	150mg bid	100mg bid	50mg bid	停药	
帕米帕利	60mg bid	40mg bid	20mg bid	停药	
阿帕替尼	胃癌：850mg qd	750mg qd	500mg qd	停药	
	肝癌：750mg qd（单药）	500mg qd	250mg qd	停药	
	250mg qd（联合卡瑞利珠单抗 200mg q2w 免疫治疗）	250mg d1~5 q7d	250mg qod	停药	

肿瘤（实体瘤）靶向治疗用药蛋白激酶抑制剂风险管理手册

续表

药物	推荐起始剂量	第一次减量	第二次减量	第三次减量	第四次减量
呋喹替尼	5mg qd d1-21 q28d	4mg qd	3mg qd	停药	
阿昔替尼	5mg q12h	3mg q12h	2mg q12h	10mg bid/7mg bid	停药
培唑帕尼	800mg qd	600mg qd	400mg qd	200mg qd	停药
索拉非尼	HCC、RCC: 0.4g bid	0.4g qd	停药		
	分化型甲状腺癌: 0.4g bid	0.4g, 0.2g q12h → 0.6g qd	0.4g qd	0.2g qd	停药
舒尼替尼	胃肠间质瘤、肾细胞癌: 50mg qd d1~28 q42d[1]	37.5mg qd	25mg qd	停药	
	胰腺神经内分泌: 37.5mg qd[2]	25mg qd	停药		
多纳非尼	HCC: 0.2g bid	0.2g qd	0.2g qod	停药	
	甲状腺癌: 0.3g bid	0.2g bid	0.3g qd	0.2g qd	0.2g qod

药物	推荐起始剂量	第一次减量	第二次减量	第三次减量	第四次减量
瑞戈非尼	160mg qd d1~21 q28d	120mg qd	80mg qd	停药	
仑伐替尼	HCC：＜60kg 8mg qd	4mg qd	4mg qod	停药	
	HCC：≥60kg 12mg qd	8mg qd	4mg qd	4mg qod	停药
	分化型甲状腺癌：24mg qd	20mg qd	14mg qd	10mg qd	停药
安罗替尼	12mg qd d1~14 q21d	10mg qd	8mg qd	停药	
索凡替尼	300mg qd d1~28 q28d	250mg qd	200mg qd d1~21 q28d	停药	
维莫非尼	960mg q12h	720mg q12h	480mg q12h	停药	
达拉非尼	150mg q12h	100mg q12h	75mg q12h	50mg q12h	停药
曲美替尼	2mg qd	1.5mg qd	1mg qd	停药	
伊马替尼	GIST 晚期及辅助 / DFSP：400mg qd[3]	300mg qd	100mg qd	停药	
阿伐替尼	300mg qd	200mg qd	100mg qd	停药	

续表

药物	推荐起始剂量	第一次减量	第二次减量	第三次减量	第四次减量
瑞派替尼	150mg qd	100mg qd	停药		
恩曲替尼	600mg qd	400mg qd	200mg qd	停药	
拉罗替尼 *	100mg bid	75mg bid	50mg bid	100mg qd	停药

注：* 成人数据
1. 根据耐受性剂量可增加至 75mg qd、62.5mg qd
2. 根据耐受性剂量可增加至 50mg qd
3. 特殊基因型 GIST 可提高到 600mg qd/800mg qd；DFSP 可增加至 800mg qd

第四节 常见不良反应及风险管理措施

一、胃肠道反应

常见胃肠道反应包括恶心、呕吐、腹泻、便秘，其不良反应 CTCAE 分级见表 5-5。

表 5-5 胃肠道反应 CTCAE 5.0 分级

不良反应	1 级	2 级	3 级	4 级	5 级
恶心	食欲降低、不伴进食习惯改变	经口摄食减少，不伴明显的体重下降、脱水或营养不良	经口摄入能量和水分不足，需要鼻饲，全肠外营养或者住院	–	–
呕吐	不需要进行干预	门诊静脉补液；需要进行医学干预	需要鼻饲，全肠外营养或住院治疗	危及生命	死亡
腹泻	与基线相比，大便次数增加每天 < 4 次；造瘘口排出物轻度增加	与基线相比，大便次数增加每天 4~6 次；造瘘口排出物中度增加；借助于工具的日常生活活动受限	与基线相比，大便次数增加每天 ≥ 7 次；需要住院治疗；与基线相比，造瘘口排出物重度增加；自理性日常生活活动受限	危及生命；需要紧急治疗	死亡

续表

不良反应	1级	2级	3级	4级	5级
便秘	偶然或间断性出现；偶尔需要使用粪便软化剂，轻泻药，饮食习惯调整或灌肠	持续症状，需要有规律的使用轻泻药或灌肠；借助于工具的日常生活活动受限	需手工疏通的顽固性便秘；自理性日常生活活动受限	危及生命；需要紧急治疗	死亡

1. 恶心、呕吐

口服靶向药物中，中高度致吐风险药物，即致吐风险＞30%的药物，包括 ALK 抑制剂（克唑替尼、塞瑞替尼）、PARP 抑制剂（尼拉帕利、奥拉帕利）、莫博赛替尼、阿伐替尼、伊马替尼＞400mg/d、仑伐替尼＞12mg/d，其中塞瑞替尼、莫博赛替尼可在用药当日预防性使用致吐药物（表 5-6）。其余药品根据症状制定个体化止吐方案。

表 5-6　口服抗肿瘤靶向药物致吐风险分级

分级		药品
中高度致吐风险（≥30%）	用药当日预防性使用	塞瑞替尼、莫博赛替尼
	用药后按需使用	阿伐替尼、克唑替尼、伊马替尼＞400mg/d、仑伐替尼＞12mg/d、尼拉帕利、奥拉帕利

分级	药品
低至极低致吐风险 （＜30%）	阿贝西利、阿法替尼、阿来替尼、阿昔替尼、布格替尼、达可替尼、恩曲替尼、厄洛替尼、依维莫司、吉非替尼、伊马替尼 ≤ 400mg/d、拉罗替尼、仑伐替尼 ≤ 12mg/d、劳拉替尼、奥希替尼、哌柏西利、瑞戈非尼、瑞波西利、瑞派替尼、索拉非尼、舒尼替尼

VEGF 靶向蛋白激酶抑制剂可导致恶心、呕吐、腹泻等胃肠道毒性。恶心、呕吐一般较轻，对症处理可采用止吐药物。特别值得注意的是，应用索拉非尼、舒尼替尼、仑伐替尼的患者，由于可能增加 Q-Tc 间期延长和尖端扭转型室性心动过速，应慎用 5-HT 受体拮抗剂止吐。

恶心、呕吐是 PARP 抑制剂常见的消化系统不良反应，多发生于治疗早期，恶心发生率 53%~70%，呕吐发生率 22%~40%，但 ≥ 3 级发生率 ＜ 4%。急性恶心呕吐发生于药物治疗后 24h 内，一般为给药后数分钟或数小时，并在给药后 5~6h 达到高峰，多在 24h 内缓解；延迟性恶心呕吐发生在给药后 24h 后，48~72h 达到高峰，可持续 6~7 天。尼拉帕利、奥拉帕利为中高度致吐风险，可按需使用预防性止吐药物。特别值得注意的是阿瑞匹坦为 CYP3A 抑制剂，应用奥拉帕利、氟唑帕利的患者，不推荐使用阿瑞匹坦进行止吐治疗。

2. 腹泻

腹泻表现为大便次数增多及性状改变。严重腹泻时可伴随脱水症状，如患者口渴、皮肤黏膜弹性变差等，少数患者还会伴有明显中毒症状，如烦躁、精神萎靡、嗜睡、面色苍白、高热或体温不升、外周白细胞计数明显增高等。

常见引起腹泻的药物包括 EGFR 抑制剂（吉非替尼、厄洛替尼、阿法替尼、达可替尼、莫博赛替尼、舒沃替尼）、ALK 抑制剂（伊鲁阿克、恩沙替尼）、HER2 抑制剂（吡咯替尼、奈拉替尼）、VEGF 靶向蛋白激酶抑制剂（阿法替尼、舒尼替尼、多纳非尼、安罗替尼、仑伐替尼）、CDK4/6 抑制剂、KIT 抑制剂（阿伐替尼）、PARP 抑制剂等。

EGFR 抑制剂导致腹泻的机制尚不明确，有研究提示与氯离子的过度分泌有关。HER2 抑制剂、PARP 抑制剂导致的腹泻，多发生于初始治疗期间，其严重程度会随疗程逐渐减轻。ASCEND-8 临床研究提示 ALK 抑制剂塞瑞替尼与食物同服，可降低腹泻发生率和严重程度。

为降低腹泻发生率和严重程度，HER2 抑制剂吡咯替尼、奈拉替尼在首次使用时，可采用预防性止泻的策略，二者使用洛哌丁胺的用药建议见表 5-7。

表 5-7　HER2 抑制剂洛哌丁胺预防性腹泻治疗方法

药物	靶向药物用药时间	洛哌丁胺剂量	洛哌丁胺频率
吡咯替尼	1~2 周（d1~14）	2~4mg	tid
	3 周（d15~21）	2~4mg	bid
	> 21d	2~4mg	排便控制在 1~2 次 / 天，按需使用，日剂量 < 16mg/d
奈拉替尼	第 1~2 周（d1~14）	4mg	tid
	第 3~8 周（d15~56）	4mg	bid
	第 9~52 周（d57~365）	4mg	排便控制在 1~2 次 / 天，按需使用，日剂量 < 16mg/d

此外，根据 CONTROL 临床研究的结果，奈拉替尼剂量递增联合洛哌丁胺按需使用，同样可以减少奈拉替尼相关腹泻的发生，具体用法见表 5-8。

表 5-8　奈拉替尼改善腹泻的治疗方案及洛哌丁胺止泻方案

奈拉替尼用药时间	奈拉替尼剂量	洛哌丁胺服药次数
第 1 周（d1~7）	120mg	按需使用（不超过 16mg/d）
第 2 周（d8~14）	160mg	
第 3~52 周（d15~365）	240mg	

在临床研究中，VEGF 靶向蛋白激酶抑制剂导致任何级别的腹泻发生率为 30%~79%，≥ 3 级腹泻发生率为 3%~17%，任何级别的恶心发生率为 23%~58%，舒尼替尼、仑伐替尼发生率最高；任何级

别呕吐发生率为 10%~48%，舒尼替尼、仑伐替尼发生率最高，培唑帕尼、索拉非尼发生率最低。

1~2 级腹泻口服止泻药物，避免摄入增加胃肠道运动的食物和膳食纤维，≥ 3 级腹泻需中断治疗，继续用药应减量。

CDK4/6 抑制剂导致腹泻多发生在用药早期，随治疗周期延长，腹泻的发生率和严重程度显著降低，目前上市的 4 种药物中，阿贝西利腹泻发生率最高。一旦出现腹泻，即开始口服洛哌丁胺治疗，并辅以饮食调整，并增加液体摄入量以防止脱水。停止腹泻 12h 后，停止洛哌丁胺的治疗。

胃肠道反应风险管控措施

恶心呕吐：

①根据药物致吐风险分级，对于中高致吐风险的药物，给予预防性止吐药物，或用药后按需使用。

②预防性使用止吐药物，应注意止吐药物选择，一般应避免长期使用地塞米松作为止吐药物。

③对于 PARP 抑制剂，睡前服用 PARP 抑制剂也有助于减少恶心、呕吐的发生。

④对于服用非中高致吐风险药物而导致恶心呕吐的患者，应结合患者的高危因素、既往恶心呕吐病史、既往止吐药物疗效，制定个体化止吐方案。

⑤对于难治性恶心呕吐，建议不同机制止吐药物联合使用。

⑥对于1~2级恶心，建议维持原药剂量并根据症状表现调整止吐方案。对于持续＞2级呕吐，应停药至症状缓解至≤1级，然后减量恢复用药。

⑦如果恶心呕吐持续存在影响正常生活和（或）体重降低超过5%时，应给予对症支持治疗。在排除其他原因后，原药降低剂量或停药。

腹泻：

①用药前应告知患者所用药物导致腹泻的发病情况，并嘱患者在了解自身排便模式的基础上，关注排便情况，早发现、早治疗。

②HER2抑制剂奈拉替尼、吡咯替尼可预防性止泻，ALK抑制剂塞瑞替尼与食物同服，可降低腹泻发生率和严重程度。

③严重腹泻应停药，治疗好转后，下调一个治疗剂量重新起始。

④腹泻的非药物治疗，膳食建议患者低脂、低纤维饮食，避免摄入咖啡因、酒精、辛辣食物，必要时少食多餐。

⑤腹泻的药物干预、轻度至中度腹泻可以通过补充水分、调整饮食、止泻药物（蒙脱石散、洛哌丁胺）干预。严重腹泻应及时就诊，服用止泻药物、静脉输液以及补充电解质。

⑥腹泻合并感染的患者，经评估是否需要抗生素治疗。

便秘：

①建议患者用药前了解自身排便规律，保持良好饮食结构，确保日常水分摄入，在病情允许的情况下，适度锻炼，保证每日排便 1~2 次。

②轻中度便秘可使用乳果糖或开塞露等改善症状。

③停止排气排便 3 天，同时伴有腹饱胀感、恶心、呕吐者，应警惕肠梗阻，及时入院检查。

二、骨髓抑制

抗肿瘤治疗导致的骨髓抑制，主要包括白细胞减少（Leucopenia）、中性粒细胞减少（Neutropenia）、贫血（Anemia）、血小板减少（Thrombopenia）。白细胞、中性粒细胞减少可导致患者感染风险增加，严重者可出现发热性中性粒细胞减少（Febrile Neutropenia, FN）；血小板减少可导致或加重患者凝血功能障碍，出血风险增加；贫血严重者可导致红细胞携氧不足以向组织器官充分供氧，轻者出现乏力、疲劳、头晕，重者可导致严重器官功能障碍。上述骨髓抑制可严重影响患者生活质量，延迟患者治疗，甚至造成患者死亡，应特别予以注意。抗肿瘤治疗导致的骨髓抑制分级见表 5-9。

表 5-9 骨髓抑制的 CTCAE5.0 分级

不良反应	1级	2级	3级	4级	5级
白细胞减少	<正常值下限 ~3.0×10⁹/L	<3.0~2.0×10⁹/L	<2.0~1.0×10⁹/L	<1.0×10⁹/L	—
中性粒细胞减少	<正常值下限 ~1.5×10⁹/L	<1.5~1.0×10⁹/L	<1.0~0.5×10⁹/L	<0.5×10⁹/L	—
血小板减少	<正常值下限 ~75.0×10⁹/L	<75.0~50.0×10⁹/L	<50.0~25.0×10⁹/L	<25.0×10⁹/L	—
血红蛋白减少	<正常值下限 ~100g/L	<100~80g/L	<80g/L；需要输血治疗	危及生命；需要紧急治疗	死亡
发热性中性粒细胞减少	—	—	ANC<1000/mm³ 伴单次体温 >38.3℃（101℉）或持续体温 ≥38℃（100.4℉）超过 1h	危及生命；需要紧急治疗	死亡

常见导致骨髓抑制的药物包括 CDK4/6 抑制剂、PARP 抑制剂、VEGF 靶向蛋白激酶抑制剂。

1. CDK4/6 抑制剂

骨髓抑制主要是由于 CDK4/6 靶向作用对骨髓母细胞的影响所导致，CDK4/6 抑制剂影响细胞周期而阻止细胞增殖，但并不降低骨髓细胞总数，也并不诱导细胞凋亡，因此 CDK4/6 抑制剂导致的骨髓抑制具有可逆性。

CDK4/6 抑制剂可通过推迟用药或减量进行管理，用药后首次出现中性粒细胞减少的中位时间，哌柏西利、达尔西利为 15 天，瑞波西利出现 3~4 级 NEUT 减少为 16 天，阿贝西利出现 3~4 级 NEUT 减少为 29~33 天。经暂停用药，≥ 3 级 NEUT 减少恢复的中位时间，哌柏西利、达尔西利为 7 天，瑞波西利为 12 天，阿贝西利为 11~15 天。

出现 1~2 级中性粒细胞减少，4 种 CDK4/6 抑制剂均无需调整剂量，可继续以原量完成治疗，出现 ≥ 3 级中性粒细胞减少需暂停用药，后续周期应减量使用。4 种 CDK4/6 抑制剂的剂量调整见表 5-10。

2. PARP 抑制剂

血液毒性是导致 PARP 抑制剂停药、减量和终止用药的最主要原因，通过严格、积极的管理，大部分患者可长期安全用药。PARP 抑制剂使用期间，需要定期监测血液学指标，并根据不良反应分级进行相应的停药，减量处理，监测频率见表 5–11。

表 5-10　CDK4/6 抑制剂导致骨髓抑制的剂量调整

药物	3 级	3 级合并 FN	4 级
哌柏西利	疗程第 1 天：停用哌柏西利，一周内复测血常规，若恢复至 ≤ 2 级，相同剂量开始下一疗程 前 2 个疗程的第 15 天：继续当前剂量完成此疗程，第 22 天复测血常规，若为 4 级，参照 4 级处理 若为 3 级中性粒细胞减少持续时间 > 1 周，或在随后疗程第 1 天重复出现 3 级中性粒细胞减少，则考虑减量	暂停用药，直至恢复至 ≤ 2 级 恢复后下调一个剂量水平	
达尔西利	暂停用药，直至恢复至 ≤ 2 级首次出现且恢复至 ≤ 2 级时，相同剂量开始下一周期治疗；多次出现 ≥ 3 级，恢复后，考虑下调一个剂量水平	暂停用药，直至恢复至 ≤ 2 级	
		首次出现，恢复后可相同剂量开始下一周期治疗或下调一个剂量水平	
瑞波西利	暂停用药，直至恢复至 ≤ 2 级首次出现且恢复至 ≤ 2 级时，相同剂量开始下一周期治疗；3 级毒性复发，恢复后，考虑下调一个剂量水平	暂停用药，直至恢复至 ≤ 2 级 恢复后下调一个剂量水平	
阿贝西利	暂停用药，直至恢复至 ≤ 2 级恢复后可原剂量用药	–	暂停用药，直至恢复至 ≤ 2 级 恢复后下调一个剂量水平

肿瘤（实体瘤）靶向治疗用药蛋白激酶抑制剂风险管理手册

表 5-11　PARP 抑制剂骨髓抑制监测频率

治疗后	1月			2月		3月		4月	5月	6月	7月	8月	9月	11月	12月
OLA			√		√		√		√	√	√	√	√	√	√	√
NIR	√	√	√		√		√		√	√	√	√	定期监测	√	√	定期监测
FLU	√		√		√		√	√					定期监测			
PAM	√	√	√	√	√	√	√	√					定期监测			

注：OLA 奥拉帕利，NIR 尼拉帕利，FLU 氟唑帕利，PAM 帕米帕利；治疗首月，奥拉帕利每月监测，帕米帕利，尼拉帕利每周监测，氟唑帕利每 2 周检测

由于 PARP 抑制具有导致骨髓增生异常综合征（MSD）或急性髓系白血病（AML）的风险，一经确诊需永久停用并转诊至血液科医生处治疗，见 MDS/AML 篇章。

PARP 抑制剂导致的贫血通常出现在治疗的前 3 个月，发生率 24%~69%，≥ 3 级发生率 15%~35%。1~2 级可以通过调整饮食，补充绿色蔬菜、肉类、鱼类等富含铁元素的食物等非药物治疗。药物治疗可以补充叶酸，维生素 B_{12}，反复出现的贫血应按照 PARP 抑制剂减量 / 停药原则进行处理（表 5-12），避免严重贫血及多次输血。

表 5-12　PARP 抑制剂导致贫血的减量、停药原则

分级	Ⅰ级推荐	Ⅱ级推荐
1 级	监测，继续治疗	暂停治疗，并补充叶酸、维生素 B_{12}
2 级	监测，继续治疗 [a]	
3 级	暂停治疗 [b]，根据贫血类型进行对应的支持行治疗，同时每周监测血常规，待恢复至 1~2 级水平，减量恢复 PARP 抑制剂治疗 [c]	常规治疗无效，建议转诊至血液科治疗或组织多学科诊疗
4 级	暂停治疗最多 28d，按照药物减量 / 停药方案继续 PARP 抑制剂治疗，其余同 3 级	可考虑输血，其余同 3 级

注：[a] 帕米帕利首次发生 Hb < 90g/L，需暂停给药并直至 Hb 恢复至 ≥ 90g/L，恢复用药时下调一个剂量水平。[b] 首次出现 3 级贫血，暂停给药并对症处理，待 Hb 恢复至 ≥ 90g/L（奥拉帕利、尼拉帕利），80g/L（氟唑帕利）后，恢复用药时下调一个剂量水平。[c] 贫血未在中断治疗 28d 内恢复，停用 PARP 抑制剂，并转诊至血液科医生进一步评估

PARP 抑制剂导致的血小板减少发生率 11%~61%，≥ 3 级发生率 1%~34%，一般发生于治疗后第一个月，之后逐渐恢复。血小板计数 < 100×10⁹/L，如果有活动性出血或需接受侵入性手术，则需输注血小板或使用重组人白细胞介素 11（rhIL-11）、重组人血小板生成素（rhTPO）和（或）口服血小板生成素受体激动剂（Thrombopoietin Receptor Agonist，TPO-RA）（表 5-13）。

表 5-13　PARP 抑制剂导致血小板减少的减量、停药原则

分级	Ⅰ级推荐	Ⅱ级推荐	Ⅲ级推荐
1 级	继续治疗[a]，密切观察血小板计数及出血情况	-	-
2 级		TPO-RA	咖啡酸片
3 级	暂停治疗[b]，考虑使用 rhTPO 或 rhIL-11，同时每周监测血常规，待恢复至 1~2 级水平，减量恢复 PARP 抑制剂治疗[c]	TPO-RA，有出血风险，考虑输注血小板；如果同时在使用抗凝药物和抗血小板药物，需减量；常规治疗无效，建议转诊至血液科治疗或组织多学科诊疗	-
4 级	血小板计数 < 10×10⁹/L 或有出血风险时，输注血小板 +rhTPO 或 rhIL-11	TPO-RA，考虑中断抗凝药物和抗血小板药物；常规治疗无效，建议转诊至血液科治疗或组织多学科诊疗	-

注：[a] 尼拉帕利首次发生 1~2 级血小板减少时，应暂停给药，最长 28d，同时监测血常规直至 PLT 恢复至 ≥ 100×10⁹/L，恢复用药时下调一个剂量水平或维持原剂量。[b] 首次出现 3 级血小板减少，暂停给药并对症处理，待 PLT 恢复至 ≥ 75×10⁹/L（奥拉帕利、帕米帕利），50×10⁹/L（氟唑帕利）后，按照规定减量 / 停药。[c] 血小板减少未在中断治疗 28d 内恢复，停用 PARP 抑制剂，并转诊至血液科医生进一步评估

PARP 抑制剂导致的中性粒细胞减少发生率 14%~59%，≥3 级发生率 4%~27%，通常出现在治疗前 3 个月，其治疗原则见表 5-14。

表 5-14　PARP 抑制剂导致中性粒细胞减少的减量、停药原则

分级	Ⅰ级推荐	Ⅱ级推荐
1 级	监测，继续治疗	-
2 级		
3 级	暂停治疗，考虑使用粒细胞集落刺激因子治疗，同时密切监测血常规，待恢复至 $1.5 \times 10^9/L^a$，减量恢复治疗[b]	常规治疗无效，建议转诊至血液科治疗或组织多学科诊疗
4 级		

注：[a] 首次发生 3~4 级不伴发热中性粒细胞减少，需暂停给药并对症处理，待 NEUT 恢复至 ≥ $1.0 \times 10^9/L$，原剂量恢复用药；如果伴发热或合并血小板计数 < $75 \times 10^9/L$，首次发生需暂停用药，对症处理，待 NEUT 恢复至 ≥ $1.0 \times 10^9/L$ 后，且发热消退后足够时间（48~72h），恢复用药时下调一个剂量水平。[b] 中性粒细胞未在中断治疗 28d 内恢复，停用 PARP 抑制剂，并转诊至血液科医生进一步评估

骨髓抑制是 VEGF 靶向的类效应，主要由于造血所涉及 FLT-3（FMS 相关酪氨酸激酶 3 受体）及 KIT，最常见于舒尼替尼、索拉非尼，二者导致骨髓抑制的作用强于其他选择性更强的药品，如培唑帕尼、阿昔替尼等。

两项荟萃分析发现，舒尼替尼导致 ≥3 级中性粒细胞减少的发生率为 12.8%，血小板减少为 10.7%，

贫血为 6.2%；索拉非尼导致 ≥ 3 级中性粒细胞减少、血小板减少、贫血的发生率分别为 5.1%、4.0%、2.0%。

反复出现 ≥ 3 级中性粒细胞减少、血小板减少，或出现持续 > 5 天和（或）发热性中性粒细胞减少，需要进行剂量调整。

----- 骨髓抑制的风险管控措施 -----

贫血：

①在启动治疗前，纠正贫血状态，保证日常膳食中各类营养素，如铁、维生素 B_{12}、叶酸等的供给充足。

②纠正可导致贫血的疾病状态，如甲状腺功能减退，给予补充甲状腺素替代治疗。

③对于易导致贫血的药物，在启动治疗前，充分告知患者风险及用药期间血常规监测频次（一般 2 周一次）。

④ 1~2 级贫血，一般可在严密监测下，继续治疗。

⑤ ≥ 3 级贫血或伴合并症的患者，暂停治疗，并对症支持，可使用促红细胞生成素（EPO）治疗、补充铁剂、叶酸、维生素 B_{12} 治疗，必要时进行输血治疗。

血小板减少：

①在启动治疗前，纠正血小板减少状态。对于既往有血小板减少史，多线治疗后的患者，特别是使用过易导致血小板减少的药物治疗后的患者为高风险人群，应特别关注。

②尼拉帕利可以通过体重及血小板水平调整初始剂量，以降低不良反应发生率。

③充分告知患者风险及用药期间血常规监测频次。

④血小板减少期间应告知患者，避免机体磕碰，避免应用坚硬食物、物品（牙刷）。

⑤治疗期间出现血小板减少，应告知患者观察自身出血征象，出现出血征象，如鼻衄、牙龈出血、便血、尿血、呕血等，应及时就诊。

⑥根据血小板减少程度进行支持性相应治疗，包括促血小板生成因子（TPO）、白介素 –11、血小板生成因子受体激动剂（TPO–RA）或考虑输注血小板治疗。

中性粒细胞减少：

①在启动治疗前，纠正白细胞、粒细胞减少状态。既往严重粒细胞减少病史，多线治疗后的患者，为高风险人群，应特别关注。

②充分告知患者风险及用药期间血常规监测频次，并告知患者指标含义及分级。

③白细胞、粒细胞减少期间，应告知患者，避免感染的策略，如少去人群聚集的场所，食品充分烹饪，避免生食，保证患者自身及用物的清洁等。

④治疗期间出现白细胞、粒细胞减少，根据不同药物及减少分级，决定是否继续用药，一般1~2级可在严密监测下继续用药。

⑤≥3度白细胞、粒细胞减少，应停止用药，对症支持治疗，包括重组人粒细胞集落刺激因子（G–CSF）、重组人粒细胞巨噬细胞集落刺激因子（GM–CSF）。

⑥严重粒细胞减少合并发热，应根据患者感染风险，启动抗菌药物治疗。

⑦既往出现严重粒细胞减少或发热性粒细胞减少患者，再次启动治疗时，应降低一个剂量水平。

三、肝肾功能损伤

1. 肝功能损伤

抗肿瘤靶向治疗蛋白激酶抑制剂导致的肝毒性的机制，可能与药物代谢产生活性代谢产物有关，亦可能存在自身免疫性肝损伤的机制。

药物性肝损伤（Drug Induced Liver Injury，

DILI），临床表现无特异性，如乏力、食欲减退，部分患者有厌油腻、肝区胀痛及上腹不适等消化道症状。少数患者可有发热、皮疹、嗜酸性粒细胞增多甚至关节酸痛等过敏表现，还可能伴有其他肝外器官损伤的表现。肝功能严重损伤伴有胆汁淤积患者，可有全身皮肤黄染、大便颜色变浅和瘙痒等典型症状。

肝功能损伤主要通过 Child-Pugh 量表进行评估，Child-Pugh 分级标准是对肝硬化患者的肝脏储备功能进行量化评估的分级标准。1964 年由 Child 提出，将患者根据一般状况、腹水、血清胆红素、人血白蛋白浓度及凝血酶原时间这 5 个指标的不同状态分为三个层次，分别记以 1 分，2 分和 3 分，并将 5 个指标计分进行相加。随后，Pugh 提出用肝性脑病的有无及其程度代替一般状况，便于积分，即 Child-Pugh 改良分级法。该分级总分 5~15 分，将肝脏储备功能分为 A（5~6 分）、B（7~9 分）、C（≥ 10 分）三级，评分越高，手术难度越大，1~2 年预后越差。Child-Pugh 分级标准自提出后，为肝硬化患者治疗方案的选择提供了较具体的临床参考，广受认同，对肝脏储备功能的评估，具有重要的临床价值。多数临床研究以 Child-Pugh 作为肝功能评估的标准（表 5-15），同时亦有某些药物（如达可替尼）使用简化方法评估肝功能不全（表 5-16）。

表 5-15　Child-Pugh 改良分级法

指标	1分	2分	3分
肝性脑病（期）	无	1~2 期	3~4 期
腹水	无	轻度	中重度
总胆红素（μmol/L）※	< 34	34~51	> 51
白蛋白（g/L）	> 35	28~35	< 28
凝血酶原时间延长（s）	< 4	4~6	> 6

评估结果

A 级：5~6 分　手术危险度小，预后最好，1~2 年生存率 100%~85%

B 级：7~9 分　手术危险度中等，1~2 年生存率 80%~60%

C 级：≥ 10 分　手术危险度较大，预后最差，1~2 年生存率 45%~35%

　　※：对于原发性胆汁性肝硬化 PBC 或原发性硬化性胆管炎 PSC：TBil（μmol/L）：17~68 为 1 分，68~170 为 2 分，≥ 170 为 3 分

表 5-16　肝功能损伤简化分级

肝功能损伤	总胆红素（TBil）	天冬氨酸氨基转移酶（AST）
轻度	≤ ULN	> 1ULN
	1~1.5ULN	任何
中度	1.5~3ULN	任何
重度	3~10ULN	任何

　　CTCAE5.0 评估肝功能不全的指标分级见表 5-17。

表 5-17　肝功能异常指标的 CTCAE5.0 分级

不良反应	1级	2级	3级	4级
丙氨酸氨基转移酶增高	＞正常值上限的3倍（基线值正常）基线值的1.5~3.0倍（基线值不正常）	正常值上限的3~5倍（基线值正常）＞基线的3.0~5.0倍（基线值不正常）	5~20倍（基线值正常）＞基线值5~20倍（基线值不正常）	＞正常值上限20倍（基线值正常）＞基线值20倍（基线值不正常）
天冬氨酸氨基转移酶增高	＞正常值上限的3倍（基线值正常）＞基线值的1.5~3.0倍（基线值不正常）	＞正常值上限的3~5倍（基线值正常）＞基线值的3.0~5.0倍（基线值不正常）	＞正常值上限的5.0~20.0倍（基线值正常）＞基线值的5.0~20.0倍（基线值不正常）	＞正常值上限的20.0倍（基线值正常）＞基线值的20.0倍（基线值不正常）
血胆红素增高	＞1.5倍正常值上限（基线值正常）＞1~1.5倍基线值（基线值不正常）	＞1.5~3.0倍正常值上限（基线值正常）＞1.5~3.0倍基线值（基线值不正常）	＞3.0~10倍正常值上限（基线值正常）＞3.0~10倍基线值（基线值不正常）	＞10倍正常值上限（基线值正常）＞10倍基线值（基线值不正常）
γ谷氨酰胺转移酶增高	＞1~2.5倍正常值上限（基线值正常）2.0~2.5倍基线值水平（基线值不正常）	＞2.5~5.0倍正常值上限（基线值正常）＞2.5~5.0倍基线值水平（基线值不正常）	＞5.0~20.0倍正常值上限（基线值正常）＞5.0~20.0倍基线值水平（基线值不正常）	＞20.0倍正常值上限（基线值正常）＞20.0倍基线值水平（基线值不正常）

注：无 5 级不良反应

轻度 DILI 可表现为血生化检查中，ALT、AST、ALP、GGT、TBil、DBil 等实验室指标异常。此外，白蛋白和凝血功能（凝血酶原时间等）也可以反映肝脏功能，后二者水平下降通常表示肝脏功能受影响，提示肝脏损伤较重。

EGFR 抑制剂（吉非替尼、厄洛替尼、埃克替尼、阿法替尼、伏美替尼）、ALK 抑制剂（克唑替尼、塞瑞替尼、布格替尼、恩沙替尼、伊鲁阿克）、MET 抑制剂（赛沃替尼、谷美替尼）、RET 抑制剂（塞普替尼、普拉替尼）、HER2 抑制剂（吡咯替尼、奈拉替尼）、CDK4/6 抑制剂（哌柏西利、达尔西利、瑞波西利、阿贝西利）、HDAC 抑制剂（西达本胺）、mTOR 抑制剂（依维莫司）、BRAF 抑制剂（维莫非尼）、KIT 抑制剂（伊马替尼、阿伐替尼）、NTRK 抑制剂（拉罗替尼），均可导致肝功能异常，需特别予以注意。

VEGF 靶向蛋白激酶抑制剂，均有严重且致命性的肝毒性报道，一项荟萃研究分析显示，VEGFR 抑制剂治疗的肝衰竭总体发生率为 0.5%，舒尼替尼、索拉非尼、仑伐替尼、培唑帕尼可导致严重的肝毒性，有致死性病例报道。肝毒性作为培唑帕尼、舒尼替尼说明书黑框警告进行警示，其他药物对丁肝毒性的使用注意见表 5-18。

索拉非尼肝损伤主要以氨基转移酶显著升高的肝

细胞损伤模式，可导致肝衰竭和死亡，也可能出现胆红素和 INR 升高。

值得注意的是，尿苷二磷酸葡萄糖醛酸基转移酶 1A1（Uridine Diphospho-glucuronosyl-transferase 1A1, UGT1A1）多态性可引起 Gilbert 综合征，可能与培唑帕尼导致的高胆红素血症相关。UGT1A1*28 等位基因患者出现孤立性高胆红素血症可能是 Gilbert 综合征的良性表现，此时继续使用培唑帕尼单药治疗是合理的。

表 5-18　肝毒性说明书要求

药物	说明书要求
培唑帕尼	中度降低起始剂量；重度肝损伤（ALT/AST 升高，无论程度），TBil > 3 × ULN，避免使用
索拉非尼	氨基转移酶明显升高，且未发现其他原因（病毒性肝炎或肿瘤进展）停药；已有肝功能损伤患者，是否减量无定论
舒尼替尼	TBil > 3 × ULN 或 AST/ALT > 5 × ULN，中断舒尼替尼治疗，若肝功能未恢复，或 LFTs 提示重度损伤或有肝衰竭的其他症状体征，停用舒尼替尼
仑伐替尼	≥ 3 级肝脏损伤，停用仑伐替尼；肝衰竭永久停用；已有重度肝损伤（Child-Pugh C 级肝硬化），降低起始剂量
阿昔替尼	与阿维鲁单抗或帕博利珠单抗联用，若 ALT 或 AST ≥ 3 × ULN 但 < 10 × ULN，TBil < 2 × ULN，中断治疗；ALT/AST > 3 × ULN 且 TBil ≥ 2 × ULN，或 ALT/AST > 10 × ULN，停用阿昔替尼；已有中度肝损伤（Child-Pugh B 级肝硬化），降低阿昔替尼起始剂量

应注意在治疗前接受基线肝功能检查（LFT），并在治疗期间，根据说明书要求进行定期监测，如观察到肝毒性证据，则应中断或中止治疗。

肝功能损伤风险管控措施

①抗肿瘤蛋白激酶抑制剂可导致肝炎病毒激活，特别是乙肝（HBV）。对于 HBV（HBsAg）阳性、抗 HBsAg 阴性/抗乙肝核心（抗 HBc）阳性患者，启动治疗前应进行 HBV DNA 定量水平检测，DNA 水平高者应同时进行抗病毒治疗。已知感染 HBV 的患者，建议每 4 周进行氨基转移酶检测，每 3 个月或肝酶异常时进行 HBV 病毒载量检测。一旦出现 HBV DNA 水平升高，应考虑抗病毒治疗。

②在治疗开始前、每个治疗周期以及临床需要时应监测肝功能，并告知患者监测指标的内容、分级及相应处理原则，如氨基转移酶（AST、ALT）、胆红素（TBil、DBil）等肝功能指标。

③治疗开始前，应告知患者及时报道任何新发症状，如巩膜黄染、腹部不适、恶心、呕吐、皮肤瘙痒及尿黄等。出现上述情况，应及时就诊。

④存在肝转移或既往各种原因导致的肝功能不全患者，应根据使用的蛋白激酶抑制剂药品说明书，进行剂量调整。

⑤发生任何肝脏毒性的体征或症状加重，除及时检测肝酶、胆红素外，还应检测白蛋白水平、凝血酶原时间。

⑥治疗期间出现肝功能不全，可考虑使用保

肝药，严重肝功能不全患者，可考虑不同机制保肝药物联合使用，一般不超过 3 种。

⑦出现 ≥ 3 级氨基转移酶 / 胆红素升高时，建议暂停用药，同时需监测氨基转移酶、胆红素降至 1 级，可恢复用药。

⑧部分患者肝功能不全需进行药物剂量调整，以降低药物体内暴露量（见第四章第四节表 4-2），具体信息请查阅药品最新药品说明书。

2. 肾功能损伤

评估肾功能损伤的公式较多，药物研发、临床研究、临床用药方面主要通过 Cockcroft-Gault 公式计算肌酐清除率（公式 -1），以替代肾小球滤过率评估肾功能。成人正常值为 90~120ml/min，肾功能损伤共分为 I ~ V 期（表 5-19）。

$$Ccr = \frac{[140- 年龄（岁）] \times 体重（kg）}{72.4 \times 血肌酐（mg/dl）} \times 0.85（女性） \qquad 公式 -1$$

表 5-19　肾功能不全评估（Cockcroft-Gault 公式）

肾功能损伤		Ccr（ml/min）
轻度	I	60~89
中度	II	30~60
重度	III	< 30
	IV	< 15 接受透析治疗
死亡	V	–

肾功能损伤相关指标的 CTCAE5.0 分级见表 5-20。

表 5-20 肾功能的评估指标的 CTCAE5.0 分级

不良反应	1 级	2 级	3 级	4 级	5 级
急性肾损伤	-	-	需住院治疗	危及生命，需透析治疗	死亡
肌酐增高	>正常值上限~1.5倍正常值上限	>1.5~3.0倍基线数值 >1.5~3.0倍正常值上限	>3.0倍基线数值 >3.0~6.0倍正常值上限	>6.0倍正常值上限	-
高钙血症	血浆校正钙>ULN~11.5mg/dl（>2.9mmol/L） 离子钙>ULN~1.5mmol/L	血浆校正钙>11.5~12.5mg/dl（>2.9~3.1mmol/L） 离子钙>1.5~1.6mmol/L 合并症状	血浆校正钙>12.5~13.5mg/dl（>3.1~3.4mmol/L） 离子钙>1.6~1.8mmol/L 需住院治疗	血浆校正钙>13.5mg/dl（>3.4mmol/L） 离子钙>1.8mmol/L 危及生命	死亡
高钾血症	>ULN~5.5mmol/L	>5.5~6.0mmol/L	>6.0~7.0mmol/L 需住院治疗	>7.0mmol/L 危及生命	死亡

不良反应	1级	2级	3级	4级	5级
高镁血症	>ULN~3.0mg/dl（>ULN~1.23mmol/L）	—	>3.0~8.0mg/dl（>1.23~3.30mmol/L）	>8.0mg/dl（>3.30mmol/L）危及生命	死亡
高钠血症	>ULN~150mmol/L	>150~155mmol/L	>155~160mmol/L 需住院治疗	>160mmol/L 危及生命	死亡
高磷血症	仅实验室检验升高，但无需干预	需非侵入性干预措施	情况严重或医疗显著，但暂不危及生命，需住院治疗或治疗或延长住院时间	危及生命，需立即干预，如透析治疗	死亡
高尿酸血症	>ULN 无生理后果	—	>ULN 有生理后果	危及生命	死亡

注：急性肾损伤：患者在两周内肾功能丧失，原因一般分为肾前性、肾性及肾后性

抗肿瘤蛋白激酶抑制剂导致的肾功能不全，主要涉及 VEGF 抑制剂（仑伐替尼、阿帕替尼、索凡替尼）、EGFR 抑制剂（厄洛替尼、阿法替尼）、ALK 抑制剂（克唑替尼、阿来替尼、恩沙替尼、伊鲁阿克）、CDK4/6 抑制剂（哌柏西利、达尔西利）、mTOR 抑制剂（依维莫司）、HDAC 抑制剂（西达本胺）。此外，血容量不足、肿瘤相关尿路梗阻、患者肾脏合并症或肿瘤本身相关肾性肾病可能加重肾功能障碍。

引起肾功能损伤可能涉及多种机制，VEGF 通路在维持肾发挥正常功能具有重要作用，对此通路的抑制可造成肾功能异常，可表现为蛋白尿，见第五章第四节相关内容。

------- 肾功能损伤风险管控措施 -------

①治疗前评估，注意评估患者病史，是否存在高血压肾病、糖尿病肾病，或存在肿瘤或其他原因导致的泌尿系统梗阻，应特别注意对患者肾功能的评估。

②注意患者出入量情况，对容量不足患者，应辩明原因，予以补液等干预措施。

③治疗前应监测患者肾功能，部分药物需根据肾功能水平进行剂量调整，以降低体内暴露量，降低不良反应（见第四章第四节表 4-2），具体信息请查阅药品最新说明书。

四、心血管毒性

《CSCO 肿瘤心脏病学》临床实践指南（2023 版）指出，肿瘤和心血管疾病是发生率、死亡率最高的两种疾病，吸烟、肥胖、糖尿病、高脂血症是两者的共同危险因素。

人口老龄化、抗肿瘤治疗带来的生存期延长，使得肿瘤伴随心血管系统疾病的患者数量庞大。抗肿瘤治疗也可以导致的心血管（Cardiovascular，CV）系统毒性，已成为除复发转移外，肿瘤患者的第二大死因。在此背景下，肿瘤心脏病学（Cardio-oncology）应运而生。

肿瘤治疗相关心脏功能不全（Cancer Therapy-related Cardiac Dysfunction，CTRCD）包括肿瘤治疗所带来的心脏功能改变，如心脏损伤、心肌病和心力衰竭。

肿瘤治疗相关心血管毒性（Cancer Therapy-related Cardiovascular Toxicity，CTR-CVT）包括 CTRCD、冠状动脉疾病（AD）、变模型心脏病、心律失常、高血压、血栓形成和血栓栓塞性疾病、周围动脉疾病、出血并发症、肺动脉高压及心包疾病。

CRT-CVT 的风险因素包括使用潜在心血管毒性抗肿瘤药物、胸部放疗（纵膈、左胸部）、心脏病史、基线心肌生物标志物异常，年龄，此外，存在高血压、糖尿病、血脂异常、慢性肾病、血栓性疾病的基础疾病，吸烟、酗酒、肥胖、久坐等不良生活方式也是风险因素，具体见表 5-21。

表 5-21　CRT-CVT 危险分层

治疗相关危险因素	患者相关危险因素
低危	
低剂量蒽环类药物化疗（多柔比星 < 200mg/m^2，表柔比星 < 300mg/m^2） 应用心肌毒性较低的脂质体剂型 应用曲妥珠单抗前未应用蒽环类药物	年龄 18~50 岁
中危	
中等剂量蒽环类药物化疗（多柔比星 200~400mg/m^2，表柔比星 300~600mg/m^2） 应用蒽环类药物后应用曲妥珠单抗 VEGF 酪氨酸激酶抑制剂 第 2、3 代 BCR-ABL 酪氨酸激酶抑制剂 蛋白酶抑制剂 免疫检查点抑制剂	年龄 50~64 岁 合并 1~2 个心血管疾病危险因素：高血压、糖尿病 / 胰岛素抵抗、血脂异常、吸烟、肥胖

治疗相关危险因素	患者相关危险因素
高危	
同时应用蒽环类药物和曲妥珠单抗 大剂量蒽环类药物化疗（多柔比星 $\geqslant$ 400mg/m², 表柔比星 > 600mg/m²） 中等剂量蒽环类药物联合左胸部放疗 蒽环类药物化疗后 cTn 升高 大剂量放疗（包含心脏的左胸部放疗，放疗剂量 $\geqslant$ 30Gy） 曾接受蒽环类药物化疗的患者，应用 VEGF 酪氨酸激酶抑制剂	年龄 $\geqslant$ 65 岁 合并 2 个以上心血管疾病危险因素：高血压、糖尿病/胰岛素抵抗、血脂异常、吸烟、肥胖 合并心血管疾病，如冠心病、外周血管疾病、心肌病、严重心脏瓣膜病、心力衰竭、心律失常（心房颤动、心房扑动、室性心动过速） 接受肿瘤治疗前已出现 LVEF 下降，或 LVEF 接近正常值低限（LVEF 50%~54%）

接受抗肿瘤治疗发生心血管并发症的风险增加，存在心脏病史，风险更高。已报道的严重并发症包括心律失常、心力衰竭、心肌坏死引起扩张型心肌病、血管痉挛或闭塞导致心绞痛或心肌梗死、心包疾病、动脉闭塞事件，其管理流程见表 5-22。

表 5-22 CRT-CVT 管理流程

基线	抗肿瘤治疗期间	抗肿瘤治疗完成	长期随访
基线心血管毒性风险评估	建议及指导患者保持健康的生活方式 积极处理治疗心血管风险因素和心血管疾病		
低风险人群	标准监测	治疗完成 1 年后评估	每年行心血管风险评估，若出现新发心血管症状、体征，重新评估

续表

基线	抗肿瘤治疗期间	抗肿瘤治疗完成	长期随访
中风险人群	心内科转诊	治疗完成1年后评估	每年行心血管风险评估，随访满5年重新进行心血管毒性分层，每5年行经胸超声心动图（TTE）检查
高风险人群	心内科转诊	治疗完成3个月和1年后评估	每年行心血管风险评估，治疗完成1、3、5年行TTE检查，此后每5年行TTE检查
	心血管疾病预防		

出现新发心血管症状、体征，转诊心内科

　　抗肿瘤蛋白激酶抑制剂亦可引起心脏毒性，如ALK抑制剂（克唑替尼、塞瑞替尼、布格替尼）、MEK抑制剂（曲美替尼）、EGFR抑制剂（奥希替尼、莫博赛替尼）。CSCO肿瘤心脏病学总结了靶向药物心血管毒性类型（表5-23）及病理生理机制（表5-24）。

表5-23 常见靶向药物的心血管毒性

药物	高血压	心力衰竭	Q-Tc间期延长	静脉栓塞	动脉栓塞	心肌梗死	高脂血症/糖尿病	心律失常
索拉非尼	+++	++	±	++	++	++		
舒尼替尼	+++	+	+	++	+	+		
瑞戈非尼	+++	+			+	+		
仑伐替尼	+++	++			++	++		
培唑帕尼	+++	+	++	++	++	++		
阿昔替尼	+++	++			++	++		
维莫非尼	+++		++	+				+
达拉非尼	+++	++	++	++			++	+
曲美替尼		++		++			++	+
阿来替尼			+	+++			++	++*
布格替尼	+++		++	+++			++	++*
塞瑞替尼			++	+++			++	++*

续表

药物	高血压	心力衰竭	Q-Tc间期延长	静脉栓塞	动脉栓塞	心肌梗死	高脂血症/糖尿病	心律失常
克唑替尼	+++	+	+				++	+++*
洛拉替尼	+++						+++	++*
奥希替尼		++	+	++				
哌柏西利				++				
阿贝西利				++				
瑞波西利			++	++				
达尔西利			++	++				

注：+++，≥ 10%；++，1%~10%；+，0.1%~1%；±，< 0.1%；*，窦性心动过缓

表 5-24　靶向药物导致心血管毒性机制

药物	心血管毒性	病理生理机制
多激酶抑制剂	高血压、心力衰竭、Q-T 间期延长、尖端扭转型室性心动过速、冠状动脉疾病、血管痉挛、心房颤动、血栓栓塞	NO 减少、微血管稀疏、内皮素 -1 增多
EGFR、ALK 抑制剂	Q-Tc 间期 > 500ms、心动过缓、高脂血症	窦房结细胞中 I_f 电流减弱、肝脏脂质中间产物累积
BRAF 抑制剂	高血压、静脉血栓栓塞、窦性心动过缓、室上性心动过速、Q-Tc 间期 > 500ms、尖端扭转型室性心动过速	VEGF 信号转导通路抑制、NO 减少、心肌细胞肥大及病理性重塑
MEK 抑制剂	高血压、心肌功能不全、心力衰竭、Q-Tc 间期延长、窦性心动过缓	抑制心脏 ERK1/2 活性、VEGF 信号转导通路抑制、NO 减少、心肌细胞肥大及病理性重塑
CDK4/6 抑制剂	心律失常	KCNH2、SCN5A、SNTA1 等长 Q-T 间期综合征相关基因表达异常、钾钠通道改变

心功能损伤指标的 CTCAE5.0 分级见表 5-25。

表5-25 心功能损伤指标的CTCAE5.0分级

不良反应	1级	2级	3级	4级	5级
射血分数降低	-	静息射血分数50%~40%；或低于基线值10%~19%	静息射血分数（EF）39%~20%；低于基线值＞20%	静息射血分数（EF）＜20%	-
窦性心动过缓	无症状，无需治疗	有症状、无干预指征；改变药物治疗	有症状，需要治疗	危及生命，需要紧急治疗	死亡
心电图Q-Tc间期延长	平均Q-Tc 450~480ms	平均Q-Tc 481~500ms	平均Q-Tc ≥ 501ms；比基线期＞60ms	尖端扭转型室速；阵发性室性心动过速；严重心律不齐体征/症状	-
心力衰竭	无症状，BNP或心脏成像异常	中度活动/用力后出现症状	静息或轻微活动后出现症状；需住院治疗；新发症状	危及生命，需立即干预（持续静脉治疗或机械血液动力学支持）	死亡

1. 心脏功能不全

肿瘤治疗相关心脏功能不全（CTRCD）定义及分类见表 5-26。在肿瘤治疗过程中出现轻度无症状的 CTRCD，应考虑在不中断肿瘤治疗的同时，应用 ACEI/ARB/ARNI 类药物 ±β 受体拮抗剂，保护心肌。无症状中重度及有症状的 CTRCD 应进行规范的心力衰竭的治疗，无药物禁忌或不耐受的情况下，治疗方案需包括 ACEI/ARB/ARNI 类药物、β 受体拮抗剂、SGLT-2 抑制剂、盐皮质激素受体拮抗剂，应在心血管医生指导下进行治疗。

表 5-26　CTRCD 定义

分类	程度	治疗策略
有症状 CTRCD 心力衰竭（HF）：由于心脏的结构和（或）功能异常，导致静息和（或）运动时心内压升高和（或）心输出量不足的一种临床综合征，主要症状包括呼吸困难、脚踝肿胀、疲劳，可能伴有颈静脉压升高、肺泡破裂音、周围水肿等体征	极重度	心力衰竭需要肌力支持、机械循环支持或考虑移植
	重度	心力衰竭住院治疗
	中度	门诊强化利尿和抗心力衰竭治疗
	轻度	心力衰竭症状轻微，不需要强化治疗

续表

分类	程度	治疗策略
无症状 CTRCD	重度	新发 LVEF 降低至 < 40%
	中度	①新发 LVEF 降低 ≥ 10% 至 LVEF 40%~49% ②新发 LVEF 降低 < 10% 至 LVEF 40%~49% 及 GLS 较基线相对下降 > 15% ③新发心肌生物标志物升高
	轻度	①LVEF ≥ 50% ②新发 GLS 较基线相对下降 > 15% 和（或）新发心肌生物标志物升高 *

*cTnT 或 cTnI > 正常人群第 99 个百分位（正常值上限），BNP ≥ 35pg/ml，NT-pro BNP ≥ 125pg/ml

针对心衰，美国纽约心脏病学会（NYHA）的分级方案由 1928 年提出，根据患者的自觉的活动能力划分为 4 级（表 5-27）。

表 5-27　NYHA 心衰分级

分级	表现
Ⅰ 级	患有心脏病，但活动量不受限制，平时一般活动不引起疲乏、心悸、呼吸困难或心绞痛
Ⅱ 级（心衰 Ⅰ 度）	心脏病患者的体力活动受到轻度限制，休息时无自觉症状，但平时一般活动下可出现疲乏、心悸、呼吸困难或心绞痛
Ⅲ 级（心衰 Ⅱ 度）	心脏病患者的体力活动明显受限，平时的一般活动即可引起上述症状
Ⅳ 级（心衰 Ⅲ 度）	心脏病患者不能从事任何体力活动。休息状态下也出现心衰的症状，体力活动后加重

一项荟萃分析发现，接受 VEGF 靶向治疗的患者均可能出现左心室功能不全（Left Ventricular Dysfunction，LVD），LVEF 降低主要见于舒尼替尼治疗患者，发生率 28% 左右，此外，索拉非尼、瑞戈非尼患者可能出现心肌缺血（Myocardial Ischemia，MI）。

一项荟萃分析显示，相比于对照组，VEGF 靶向抑制剂组各级别心力衰竭总相对风险（Relative Ratio，RR）为 2.69（95%CI 1.86~3.87），高级别 CHF 的 RR 为 1.65（95%CI 0.73~3.70）。高选择性 VEGF 靶向抑制剂（阿昔替尼）与非特异性 VEGF 靶向抑制剂（舒尼替尼、索拉非尼、培唑帕尼）相比，充血性心力衰竭（Congestive Heart Failure，CHF）风险无差异，但阿昔替尼治疗患者中，已有致死性 CHF 病例报道。

美国心脏协会发布的 2013 年 A 期《心力衰竭治疗指南》指出，对于使用潜在心脏毒性药物的患者，应评估是否存在 LVD。有药物说明书建议将接受 VEGF 靶向治疗药物的患者作为"A 期"心力衰竭，但无结构性心脏病、无症状患者来处理，即存在 CHF 风险。

治疗前应评估基线 LVEF（超声心动或 MUGA 扫描）及 ECG 检查，老年患者，既往心血管疾病、蒽环类药物用药史患者，并在治疗期间连续密切监测 LVEF、心电图、心肌酶。

抗 HER2 的单克隆抗体，如曲妥珠单抗、帕妥珠单抗心脏不良反应发生率较高，但靶向 HER2 的小分子酪氨酸激酶抑制剂相关的心脏不良发生率较低。TKI 相关心脏毒性为 Ⅱ 型心肌损伤，多表现为无症状的左心室射血分数下降，停药后可逆，在终止治疗 1.5~2 个月后即可恢复或接近基线水平。心脏不良反应及时处理，对症治疗。

达拉非尼联合曲美替尼治疗，可导致 LVEF 降低，当 LVEF 相对于基线绝对降低 ≥ 10%，且低于正常预处理下限，不调整达拉非尼的剂量，中断曲美替尼剂量：如症状改善，恢复较低的剂量水平，如未改善，永久停用曲美替尼。

心肌坏死引起的扩张型心肌病及临床心力衰竭，心肌缺血、心脏骤停，可由舒尼替尼和其他靶向血管内皮生长因子的多靶点酪氨酸激酶抑制剂、曲美替尼、奥希替尼引起。值得注意的是，伊马替尼在其他适应证中有心力衰竭的报道，但针对胃肠道间质瘤患者，相关性尚无定论。NCCN 伊马替尼毒性管理指南建议，在治疗前无需进行 LVEF 评估，仅对有心脏疾病或有心力衰竭危险因素且正在接受伊马替尼治疗的患者进行仔细监测，并对符合心力衰竭症状或体征的患者进行评估和治疗。

2. 心律失常

抗肿瘤治疗可诱导产生多种类型的心律失常，可分为快速性心律失常，如窦性心动过速、室上性心动过速、心房颤动、室速、室颤等，和慢速性心律失常，如窦性心动过缓、房室传导阻滞、传导系统异常等。不同类型的心律失常，治疗的首先一步均为去除诱因。窦性心动过速，必要时应用β受体拮抗剂、非二氢吡啶类CCB或依伐布雷定减慢心率；心房颤动患者，需考虑使用β受体拮抗剂、非二氢吡啶类CCB或地高辛控制心率，并进一步在心内科医生的指导下应该用抗心律失常药物、电复律、导管消融治疗转复心律；同时应考虑应用低分子肝素（Low Molecular Weight Heparins，LMWH）、DOAC或华法林抗凝治疗。对于窦房结功能障碍和房室传导异常者，治疗应个体化，在心内科医生指导下考虑药物提高心率或起搏器治疗。

在抗肿瘤治疗蛋白激酶抑制剂中，最常出现的心律失常主要为心动过缓及Q-Tc间期延长。

（1）心动过缓

心动过缓（Bradycardia）是指正常成人心率低于60次/分。ALK抑制剂中，克唑替尼、阿来替尼、布格替尼、伊鲁阿克等导致心动过缓的风险较高，塞瑞替尼、恩沙替尼、洛拉替尼引起的心动过缓发生率较低。通常患者无明显临床症状，也未伴有其他心律失常。

通常，在无症状心动过缓无需调整剂量。对于不危及生命的症状性心动过缓，停用药物直至恢复至无症状性心动过缓或心率达到60bpm或以上，并评估是否合并使用了导致心动过缓的药物或抗高血压药物。如果考虑为伴随用药导致，在恢复到无症状心动过缓或心率达到60bpm或以上后，降低剂量水平重启药物，并密切监测。如心动过缓复发或出现危及生命的心动过缓，且没有导致上述情况的伴随药物，永久停用。

（2）Q-Tc间期延长

Q-T间期指的是心电图当中QRS波群的起点到T波的终点，Q-T间期代表了心室除极和复极全部过程所需要的时间。Q-T间期的长短与心率快慢有着密切关系，心率在60~100次/分时，Q-T间期的正常范围在0.32~0.44s。通常心率越快，Q-T间期越短，反之则越长。Q-Tc间期是按心率校正的Q-T间期，Q-Tc间期延长表示心脏复极延迟，反映了心电异常，通常与心律失常敏感性增高密切相关，Q-Tc间期计算的公式包括Bazett公式、Fridericia公式、Framingham公式，Hodges公式，有协会建议使用Framingham公式计算。Q-Tc延长严重者，可引起尖端扭转型室性心动过速，甚至会发生室颤而导致猝死。

很多药物均会延迟心脏复极，在心电图表现为Q-Tc间期延长。Q-Tc间期延长常触发尖端扭转性室性心动过速，一般短暂发作，但持续发作可引起脑循环受损，或恶化为室颤，可导致死亡。

ALK 抑制剂（克唑替尼、塞瑞替尼、伊鲁阿克）、BRAF 抑制剂 ± MEK 抑制剂、EGFR 抑制剂（奥希替尼、阿美替尼、伏美替尼、贝福替尼、莫博赛替尼、舒沃替尼）、RET 抑制剂（塞普替尼）、MEK 抑制剂（谷美替尼）、HER2 抑制剂（吡咯替尼）、HDAC 抑制剂（西达本胺）、KIT 抑制剂（阿伐替尼）、NTRK 抑制剂（恩曲替尼）、BRAF 抑制剂（维莫非尼）等也可导致 Q-T 间期延长，但发生率低。对于 Q-Tc 延长或心动过缓病史的患者，应谨用 ALK 抑制剂，并密切监测 ECG 心电图。

VEGF 靶向蛋白激酶抑制剂中，培唑帕尼、索拉非尼、多纳非尼、仑伐替尼、舒尼替尼、安罗替尼可引起 Q-Tc 间期延长。

一项安慰剂对照的临床研究显示，仑伐替尼组与对照组相比，导 Q-Tc 间期延长的发生率为 9% vs.2%，≥ 3 级 Q-Tc 延长发生率 2% vs.0。

CDK4/6 抑制剂中，瑞波西利发生 Q-Tc 间期延长的风险较高，多数在治疗后第 1 个周期内出现，且经过暂停用药和剂量调整可恢复。在开始治疗前，第 1 个疗程的第 14 天、第 2 个疗程的第 1 天及有临床提示时，建议进行心电图检查。如治疗过程中出现 Q-Tc 间期延长，需密切监测心电图。如 Q-Tc 间

期 > 480ms，应立即暂停用药，直至恢复至 480ms 以下，并降低一个剂量水平继续治疗；如 Q-Tc 间期 > 500ms，或相对基线值的变化 > 60ms 且同时存在尖端扭转型室性心动过速等严重心律失常，则永久停药。

治疗前，应仔细回顾患者病史及并用药物，尤其是可延长 Q-Tc 间期的疾病状态或药物（表 5-28）。Q-Tc 间期延长病史患者，使用抗心律失常药物患者，既往存在心脏疾病、心动过缓、电解质紊乱患者更易发生 Q-Tc 间期延长。此外，同时使用 CYP3A4 强抑制剂的患者，体内 VEGF 抑制剂暴露量升高，可能需要降低 VEGF 靶向制剂使用剂量。

表 5-28　导致 Q-Tc 间期延长的潜在原因

分类		举例
先天性疾病		Jervell 和 Lange-Nielsen 综合征（包括"离子通道病"）
		Romano-Ward 综合征
		特发性
继发性疾病	代谢紊乱	低钾血症，低镁血症，低钙血症，饥饿，神经性厌食，液体蛋白饮食，甲状腺功能减退症
	迟缓性心律失常	窦房结功能障碍，二、三级房室传导阻滞

分类		举例
继发性疾病	其他因素	心肌缺血或梗死(特别是显著的 T 波倒置),颅内疾病,HIV 感染,低温,有机磷杀虫剂等有毒物质暴露
	药物	雄激素剥夺疗法(GnRH 激动剂 / 拮抗剂治疗、双侧手术睾丸切除术),利尿治疗导致低钾血症和低镁血症等电解质紊乱,金鸡纳(含奎宁)、伊博加(伊博格因)、甘草提取物等草药过量使用导致电解质紊乱
药物	高风险	阿达格拉西布(Adagrasib),阿吉马林(Ajmaline),胺碘酮(Amiodarone),三氧化二砷(Arsenic Trioxide),阿司咪唑(Astemizole),贝达庚啉(Bedaquline),贝普地尔(Bepridil),氯丙嗪(Chlorpromazine),西沙帕利(受限使用)(Cisaparide),德拉马尼德(Delamanid),丙吡胺(Disopyramide),多非利特(Dofetilide),决奈达隆(Dronedarone),氟哌啶醇(IV)(Haloperidol),伊布利特(Ibutilide),伊伏西尼(Ivosidenib),仑伐替尼(Lenvatinib),左酮康唑(Levoketoconazole),美沙酮(Methadone),莫博赛替尼(Mobocertinib),罂粟碱(冠状动脉内)(Papavirine Intracoronary),普鲁卡因胺(Procainamide),奎尼丁(Quinidine),奎宁(Quinine),塞珀卡替尼(Selpercatinib),舍吲哚(Sertindole),索他洛尔(Sotalol),特非那定(Terfenadine),凡德他尼(Vandetanib),维纳卡兰特(Vernakalant),齐拉西酮(Ziprasidone)

分类		举例
药物	中风险	氨磺必利（口服）（Amisulpride Oral），阿奇霉素（Azithromycin），卡培他滨（Capecitabine），卡贝缩宫素（Carbetocin），赛替尼（Certinib），氯喹（Chloroquine），西酞普兰（Citalopram），克拉霉素（Clarithromycin），氯法齐明（Clofazimine），氯米帕明（Clomipramine），氯氮平（Clozapine），克唑替尼（Crizotinib），达拉非尼（Dabrafenib），达沙替尼（Dasatinib），地氯烷（Deslurane），多潘立酮（Domperidone），多塞平（Doxepin），多西氟尿苷（Doxifluridine），氟哌利多（Droperidol），康纳非尼（Encorafenib），恩曲替尼（Entrectinib），红霉素（Erythromycin），艾司西酞普兰（Escitalopram），依替卡西肽（Etelcalcetide），非昔硝唑（Fexinidazole），氟卡尼（Flecainide），氟尿苷（Floxuridine），氟康唑（Fluconazole），氟尿嘧啶（静脉用）（Fluorouracil Systemic），氟喷他索（Flupentixol），加贝蓿（Gabobenate），二葡甲胺（Dimeglumine），吉米沙星（Gemifloxacin），吉替替尼（Gilteritinib），卤泛醇（Halofantrine），氟哌啶醇（口服）（Haloperidol Oral），丙咪嗪（Imipramine），伊诺妥珠单抗（Inotuzumab），奥佐加霉素（Ozogamacin），异氟醚（Isoflurane），左乙拉西坦（Levetiracetam），左氧氟沙星（静脉用）（Levofloxacin Systemic），洛非西定（Lofexidine），葡甲胺（Meglumine），锑酸盐（Antimoniate），米哚妥林（Midostaurin），莫西沙星（Moxifloxacin），尼罗替尼（Nilotinib），奥氮平（Olanzapine），昂丹司琼（静脉＞口服）（Ondansetron IV＞Oral），

分类		举例
药物	中风险	奥希替尼（Osimertinib），催产素（Oxytocin），帕唑帕尼（Pazopanib），喷他脒（Pentamidine），毕西卡尼（Pilsicainide），匹莫齐特（Pimozide），哌喹（Piperaquine），普罗布考尔（Probucol），普罗帕酮（Propafenone），异丙酚（Propofol），喹硫平（Quetiapine），奎沙替尼（Quizartinib），瑞波西利（Ribociclib），利培酮（Risperidone），沙奎那韦（Saquinavir），七氟醚（Sevoflurane），斯帕沙星（Sparfloxacin），舒尼替尼（Sunitinib），替加氟（Tegafur），特布他林（Terbutaline），硫利达嗪（Thioridazine），托瑞米芬（Toremifene），维莫非尼（Vemurafenib），伏立康唑（Voriconazole）
	低风险	沙丁胺醇（Albuterol），阿夫唑嗪（Alfuzosin），氨磺必利（静脉）（Amisulpride IV），阿米替林（Amitriptyline），阿那格雷（Anagrelide），阿扑吗啡（Apomorphine），阿福莫特罗（Arformoterol），蒿甲醚苯芴醇（Artemetherlumefantrine），阿塞那平（Asenapine），托莫西汀（Atomoxetine），苯哌啶醇（Benperidol），比拉斯汀（Bilastine），博舒替尼（Bosutinib），溴哌利多（Bromperidol），丁丙诺啡（Buprenorphine），布舍瑞林（Buserelin），环丙沙星（静脉用）（Ciprofloxacin Systemic），芬戈莫德（Fingolimod），氟西汀（Fluoxetine），氟奋乃静（Fluphenazine），氟伏沙明（Fluvoxamine），福莫特罗（Formoterol），膦甲酸（Foscarnet），福司沙韦（Fostemsavir），钆膦维司（Gadofosveset），

分类		举例
药物	低风险	吉匹龙（Gepirone），格拉斯德吉布（Glasdegib），戈舍瑞林（Goserelin），格拉司琼（Granisetron），羟氯喹（罕见报告）（Hydroxychloroquine Rare Reports），羟嗪（Hydroxyzine），伊潘立酮（Iloperidone），茚达特罗（Indacaterol），伊曲康唑（Itraconazole），马西莫瑞林（Macimorelin），马普替林（Maprotiline），甲氟喹（Mefloquine），美昔嗪（Mequitazine），甲氧氯普胺（罕见报告）（Metoclopramide Rare Reports），甲硝唑（静脉用）（Metronidazole Systemic），米非司酮（Mifepristone），米氮平（Mirtazapine），咪唑斯汀（Mizolastine），奈非那韦（Nelfinavir），诺氟沙星（Norfloxacin），去甲替林（Nortriptyline），氧氟沙星（静脉用）（Ofloxacin Systemic），奥达特罗（Olodaterol），奥西洛司他（Osilodrostat），奥沙利铂（Oxaliplatin），奥扎莫德（Ozanimod），丙嗪（Promazine），雷多替尼（Radotinib），雷诺嗪（由于心动过缓）（Ranolazine due to Bradycardia），瑞卢戈利（Relugolix），利匹韦林（Rilpivirine），罗米地辛（Romidepsin），罗红霉素（Roxithromycin），沙美特罗（Salmeterol），舍曲林（Sertraline），西尼莫德（Siponimod），索非那新（Solifenacin），索拉非尼（Sorafenib），舒必利（Sulpiride），他克莫司（静脉用）（Tacrolimus Systemic），他莫昔芬（Tamoxifen），特拉万星（Telavancin），替格列汀（Teneligliptin），可卡因（外用）（Cocaine Topical），地加瑞克（Degarelix），地昔帕明（Desipramine），氘代丁苯那嗪（Deutetrabenazine），右美托咪定（Dexmedetomidine），多拉司琼（Dolasetron），

分类		举例
药物	低风险	多奈哌齐（Donepezil）、依非韦仑（Efavirenz）、依利格鲁司他（Eliglustat）、艾立布林（Eribulin）、依曲莫德（Etrasimod）、依佐加滨（Ezogabine）、酮康唑（静脉用）（Ketoconazole Systemic）、拉西地平（Lacidipine）、拉帕替尼（Lapatinib）、来法莫林（Lefamulin）、亮丙瑞林（Leuprolide）、亮丙瑞去丁酮（Leuprolidenorethindrone）、左伐丁胺醇（Levalbuterol）、左美丙嗪（Levomepromazine）、左甲酮（Levomethadone）、锂（Lithium）、洛哌丁胺（过量时）（Loperamide in Overdose）、洛匹那韦（Lopinavir）、帕克替尼（Pacritinib）、帕潘立酮（Paliperidone）、帕比司他（Panobinostat）、帕罗西汀（Paroxetine）、帕瑞肽（Pasireotide）、培氟沙星（Pefloxacin）、芹嗪（Periciazine）、匹莫范色林（Pimavanserin）、哌哌酮（Pipamperone）、哌托利桑（Pitolisant）、波内西莫德（Ponesimod）、伯氨喹（Primaquine）、丁苯那嗪（Tetrabenazine）、曲唑酮（Trazodone）、三氯苯达唑（Triclabendazole）、曲普瑞林（Triptorelin）、托司琼（Tropisetron）、伐地那非（Vardenafil）、维兰特罗（Vilanterol）、长春氟宁（Vinflunine）、伏环孢素（Voclosporin）、伏立诺他（Vorinostat）、祖戊噻唑（Zuclopenthixol）

------- 心律失常的风险管控措施 --------

①启动治疗前，了解患者病史，先天性长Q-T间期综合征患者，应避免使用克唑替尼、塞瑞替尼等 ALK 抑制剂。

②患者存在心脑血管疾病，如心力衰竭、缓慢性心律失常、电解质异常，或正在使用其他可延长 Q-Tc 间期药物的患者（表 5-28），治疗前应完善心电图，超声心动、血清电解质、心肌损伤标志物等检查；如存在电解质异常，应予以纠正后再启动抗肿瘤治疗。

③了解患者用药史，如患者合并使用已知可能引起心动过缓的药物，如 β 受体拮抗剂、维拉帕米、地尔硫䓬、可乐定、地高辛等，考虑心动过缓的不良反应，应避免使用克唑替尼、塞瑞替尼等 ALK 抑制剂。

④靶向治疗药物同时为 CYP3A4 底物者（如克唑替尼等），还应排查患者是否正在使用其他抑制 CYP3A4 的药物。

⑤患者治疗前，如存在呕吐、腹泻、肾损伤等导致电解质失衡的情况，应特别注意其 Q-Tc 延长的风险。

⑥根据应用药品的心脏毒性，治疗前宣教，告知患者主要不良反应发生情况，治疗期间定期监测血压、心率。如出现症状，应停用，视情况减量或停用。

⑦根据药品说明书，确定患者治疗期间监测频率及监测项目。

3. 高血压

抗肿瘤药物靶向药物导致的高血压，主要以VEGF通路靶向的药物为主，包括阿帕替尼、呋喹替尼、阿昔替尼、培唑帕尼、索拉非尼、舒尼替尼、达拉非尼、瑞戈非尼、仑伐替尼、安罗替尼、索凡替尼等，是该类药物的类效应，发生较为普遍。另外，ALK抑制剂（布格替尼、伊鲁阿克、洛伐替尼）、RET抑制剂（塞普替尼、普拉替尼）、KIT抑制剂（瑞派替尼）也可导致高血压。

VEGF具有调控一氧化氮（Nitric Oxide，NO）生成的作用，并且可产生新生血管。NO具有血管舒张的作用，新生血管可降低血管阻力，因此，VEGF在血管稳态的维持起到重要作用，靶向VEGF蛋白激酶抑制剂可导致VEGF上述作用无法正常发挥作用，从而引起高血压。

有研究显示，高血压病史，$\geqslant 60$岁，BMI $\geqslant$ 25kg/m^{2}是导致VEGF靶向蛋白激酶抑制剂引起血压升高风险增加的独立危险因素。

治疗初期即可观察到血压升高；血压显著升高，指收缩压增加29mmHg，舒张压增加27mmHg，在治疗首周就可能出现，但在临床实践中，尚无可靠的标志物预期血压显著升高的人群。此外，有研究提出治疗期间血压升高与抗肿瘤疗效提升相关，但目前尚无定论。

VEGF 靶向蛋白激酶抑制剂引起高血压，部分患者同时合并蛋白尿。血管紧张素转化酶抑制剂（Angiotensin Converting Enzyme Inhibitor，ACEI）/ 血管紧张素受体阻滞剂（Angiotensin Receptor Blocker，ARB）在降压的同时，可以改善蛋白尿，可作为降压药物的首选。

PARP 抑制剂中尼拉帕利可引起高血压，发生率 6%~19%，≥ 3 级发生率 6%~9%，治疗前 2 个月，需至少每周监测一次血压和心率，治疗第一年每月一次，此后定期监测。治疗前如已存在高血压，应充分控制后再开始 PARP 抑制剂治疗，2 级高血压应考虑使用降压药，必要时减量或停药。

肿瘤相关高血压的降压药物初始的药物选择，需考虑是否合并蛋白尿。合并蛋白尿者，可考虑启动 ACEI 或 ARB 类药物，未合并蛋白尿，可考虑启动二氢吡啶类钙通道阻滞剂（Calcium Channel Blockers，CCB）；根据血压调整情况，可加量至降压药物的最大耐受剂量，若在此情况下血压仍未达标，无禁忌证的情况下，可加用利尿药，根据血压调整情况，可加量至降压药物的最大耐受剂量；若血压仍未达标，在无禁忌证的情况下，可加用盐皮质激素拮抗剂，并根据耐受情况加量至最大剂量；如血压仍未达标，可考虑加用硝酸酯类药物或中枢 α 受体拮抗剂，并考虑降低抗肿瘤药物剂量或停药。

欧洲心脏病学会（European Society of Cardiology，ESC）/ 欧洲高血压学会（European Society of Hypertension，ESH）及中国高血压防治指南建议所有高血压患者初始血压目标应低于 140/90mmHg，若能耐受，降压目标应 ≤ 130/80mmHg，不建议追求更低的血压控制目标。鉴于 VEGF 靶向制剂引起高血压的普遍性，且存在肾损伤及靶器官损害风险，血压 ≥ 130/80mmHg，应启动抗高血压治疗。考虑到抗高血压药物的半衰期，应在 VEGF 靶向制剂治疗前 3~7 天启动降压治疗，必要时联合用药。

- - - - - - **高血压不良反应风险管控措施** - - - - - -

①用药前对血压进行评估、筛查，包括对潜在心血管并发症进行风险评估。

②治疗前，已存在高血压的患者应进行治疗。

③治疗期间，积极监测血压，治疗初期提高监测频率。

④治疗期间，患者可耐受的情况下，血压目标为控制在 130/80mmHg 以下；存在糖尿病、慢性肾脏病等心血管危险因素，目标值可以更低。

⑤治疗期间出现血压 ≥ 140/90mmHg，或舒张压比基线高 20mmHg，应采取抗高血压药物治疗，降压治疗可改善患者生存。

⑥降压药物选择应考虑高血压的严重程度和

降压的紧迫性，可选择 ACEI/ARB 类药物或 CCB 类药物。

⑦维拉帕米、地尔硫䓬等非二氢吡啶类降压药，可抑制 CYP450 酶系，从而导致经此酶系代谢的药物体内暴露量增加，可能增加药物毒性，经由该酶系代谢的药物（如索拉非尼、舒尼替尼）导致的高血压，不选用此类药物降压。

⑧ ESC/ESH 及我国指南均强调，降压方案的增加需考虑患者的虚弱指数和能够耐受降压治疗。

4. 血脂异常

血脂异常的临床分类包括高胆固醇血症、高甘油三酯血症、混合型高脂血症及低高密度脂蛋白胆固醇血症。肿瘤患者中总胆固醇（Total Cholesterol，TC），总甘油三酯（Total Triglyceride，TG）升高，或均升高，较为常见。

肿瘤患者可能本身合并血脂异常，抗肿瘤药物亦可诱导出现血脂异常，血脂异常 CTCAE 分级见表 5-29。

表 5-29　血脂异常 CTCAE5.0 的分级

分级	高脂血症	高胆固醇血症	高甘油三酯血症
1 级	需要改变饮食习惯	＞正常值上限 ~300mg/dl（7.75mmol/L）	150~300mg/dl（1.71~3.42mmol/L）
2 级	需药物干预	＞ 300~400mg/dl（7.75~10.34mmol/L）	＞ 300~500mg/dl（3.42~5.7mmol/L）

分级	高脂血症	高胆固醇血症	高甘油三酯血症
3 级	胰腺炎，需住院治疗	> 400~500mg/dl（10.34~12.92mmol/L）	> 500~1000mg/dl（> 5.7~11.4mmol/L）
4 级	危及生命	> 500mg/dl（12.92mmol/L）	危及生命
5 级	死亡	死亡	死亡

《恶性肿瘤患者血脂管理专家共识》参考药物临床研究情况及真实世界抗肿瘤药物血脂异常数据，应用报道比值比法（Reporting Odds Ration，ROR）进行不良反应信号挖掘，ROR 数值 95% 置信区间下限值（$ROR_{0.25}$）作为指标，$ROR_{0.25} > 1$ 提示相关药物存在血脂异常不良事件存在相关危险信号，并将抗肿瘤药物引起血脂异常分为高危（$ROR_{0.25} > 1$）及低危（$ROR_{0.25} \leq 1$）。

在本书收录的药物中，高胆固醇血症（TC）和高甘油三酯血症（TG）的信号危险度见表 5-30，需特别指出的是洛拉替尼 $ROR_{0.25} > 10$，导致血脂异常的风险尤其高，应特别警惕。

表 5-30　TC、TG 信号危险度

药物	TG $ROR_{0.25}$	TC $ROR_{0.25}$
洛拉替尼	75.41	85.74
依维莫司	8.71	5.36
舒尼替尼	2.54	0.83
仑伐替尼	0.17	0.60

在 CROWN 研究中，洛拉替尼组患者中，70%（≥ 3 级为 16%）和 64%（≥ 3 级为 20%）的患者报道了高胆固醇血症和高甘油三酯血症。

一般出现 1~2 级血脂异常无需停药，2 级患者必要时应启动或调整降脂方案，3 级需停药至血脂降低至 ≤ 2 级，再原剂量或降低一个剂量水平重启抗肿瘤治疗，必要时应调整降脂方案。出现 4 级血脂异常应考虑永久停药，并给予相应对症治疗。

洛拉替尼出现 4 级高胆固醇血症或高甘油三酯血症，暂停洛拉替尼直至高胆固醇血症和（或）高甘油三酯血症恢复至 ≤ 2 级。以相同剂量恢复洛拉替尼。如果重度高胆固醇血症和（或）高甘油三酯血症复发，则以减少的剂量恢复洛拉替尼。

血脂异常治疗的目的是防治动脉粥样硬化性心血管疾病（Arteriosclerotic Cardiovascular Disease，ASCVD）。依据 ASCVD 发病风险，采取不同强度干预措施，是血脂异常防治的核心策略。参照中国成人血脂异常防治指南（2023 版），将肿瘤患者 ASCVD 分为超高危、极高危、高危、中危和低危 5 个分层，并根据发病风险设置了 LDL-c、非 HDL-c 目标值（表 5-31）。

表 5-31 不同风险人群 ASCVD 发病风险及血脂控制目标

等级	临床指标或危险因素		ASCVD 发病风险	LDL-c 目标值	非 HDL-c 目标值
低危	无高血压	0~1 项危险因素	ASCVD 事件 10 年发病风险 < 5%	< 3.4mmol/L	< 4.1mmol/L
	高血压	无危险因素			
中危	无高血压	≥ 2 项危险因素	ASCVD 事件 10 年发病风险 5%~10%	< 3.4mmol/L	< 4.1mmol/L
	高血压	1 项危险因素			
高危	LDL-C ≥ 4.9mmol/L 或 TC ≥ 7.2mmol/L		ASCVD 事件 10 年发病风险 > 10%	< 2.6mmol/L	< 3.4mmol/L
	糖尿病，年龄 ≥ 40 岁	LDL-c 1.8~4.9mmol/L			
		TC 3.1~7.2mmol/L			
	CDK 3~4 期				
	ASCVD 事件 10 年发病风险 ≥ 10%				
	ASCVD 事件 10 年发病风险 5%~10%，年龄 < 55 岁，同时合并 2 项普通人群共同危险因素				

续表

等级	临床指标或危险因素	ASCVD 发病风险	LDL-c 目标值	非 HDL-c 目标值
极高危	已诊断为 ASCVD 患者		< 1.8mmol/L，且较基线降幅 > 50%	< 2.6mmol/L
超高危	已诊断为 ASCVD 患者，发生过 ≥ 2 次严重 ASCVD 事件或发生过 1 次严重 ASCVD 事件合并 ≥ 2 个高危险因素		< 1.4mmol/L，且较基线降幅 > 50%	

注：ASCVD 患者：包括（1）冠心病：急性冠脉综合征（包括不稳定型心绞痛、急性心肌梗死、稳定型心绞痛、冠状动脉血运重建术（包括冠脉支架和冠脉搭桥）；（2）脑卒中：一般指脑动脉粥样硬化所致的缺血性卒中，包括脑梗死或短暂性脑缺血发作（TIA）；（3）动脉粥样硬化源性周围动脉疾病：如下肢动脉硬化狭窄所致的下肢动脉硬化闭塞症等

普通人群共同危险因素：（1）高血压；（2）糖尿病；（3）肥胖：体质量指数 ≥ 28kg/m²；（4）吸烟；（5）年龄：女性 ≥ 55 岁，男性 ≥ 45 岁；（6）不良饮食习惯；（7）遗传因素：家族性高脂血症者；（8）冠心病或其他心血管事件疾病家族史：尤其是直系亲属中有早发冠心病或其他心血管事件疾病者（男性一级亲属发病年龄 < 55 岁，女性一级亲属发病年龄 < 65 岁）

对于合并血脂异常的肿瘤患者，如使用上述药物，应特别注意监测血脂，使用高危致血脂异常的抗肿瘤药物，用药 4~6 周后复查，如血脂不达标，应调整降脂方案，4~6 周复查；如达标则 3~6 个月复查；使用低危致血脂异常抗肿瘤药物，用药后 4~8 周后复查，如血脂不达标，应调整降脂方案，4~8 周复查；如达标，则 6~12 个月复查。

------------ 血脂异常风险管控措施 ------------

①用药前监测血脂，对于存在 ASCVD 风险的患者，并评估 ASCVD 风险，确定患者肿瘤治疗期间血脂控制目标值。

②启动治疗前，告知患者应用药物导致血脂异常的风险，用药期间监测指标、分级、频率。

③存在血脂异常的患者，应注意生活方式干预，包括：戒烟；通过运动、控制饮食及行为训练维持或减轻体质量，保持体质指数在 20~24kg/m^2，腰围 < 80cm；每周至少 150min 中等强度的有氧运动，如走路、慢跑、骑车、游泳、跳舞等；调整饮食结构，增加多种水果、蔬菜的摄入。

④高胆固醇血症需进行药物治疗的患者，应考虑应用 β- 羟基 -β- 甲基戊二酰辅酶 A 还原酶抑制剂治疗（他汀类），常规初始推荐中等强度他汀类，降脂期间注意监测他汀类药物肝损伤、肌

肉不良反应；仍未达标患者可考虑联合胆固醇吸收抑制剂依折麦布等联合治疗。高甘油三酯血症建议选用贝特类药物治疗。

血栓栓塞性疾病见第五章第四节相关内容。

五、凝血系统障碍

1. 出血

常见导致出血的药物包括 VEGF 靶向 / 多激酶抑制剂、KIT 抑制剂（伊马替尼、阿法替尼）、RET 抑制剂（塞普替尼、普拉替尼）。

靶向 VEGF 药物，干扰血管内皮细胞功能，增加了出血的易感性；其次，直接的抗肿瘤活性引起肿瘤区域空洞形成，空洞中含有发育不良的新生血管，此类新生血管周围无坚固的肌肉组织支持，特别在肺鳞状细胞癌种，被认为是肺出血的原因；此外，肿瘤患者同时存在血小板减少，可能加重出血。

肿瘤类型不同，使用的 VEGF 靶向蛋白激酶抑制剂不同，瘤种及药物出血风险存在显著差异，胃肠道间质瘤患者所有级别出血风险最高，黑色素瘤患者高级别出血风险最高，肺癌所有级别出血风险及高级别出血风险最低。出血风险较高的药物是索拉非尼、舒尼替尼、培唑帕尼等药物。

出血一般为 1~2 级，最常见的出血部位为鼻出血，其他出血，如消化道出血、阴道出血、咯血、脑内出血，可能导致严重且致命的后果。伊马替尼应警惕消化道出血，阿伐替尼应警惕颅内出血。

BRAF 抑制剂（达拉非尼）、MEK 抑制剂（曲美替尼）也可能导致出血，出现 3 级不良反应，应停药，如症状改善，恢复较低的剂量水平，如未改善，永久停用达拉非尼和曲美替尼。

轻微出血可对症治疗，无需停药。严重出血，需停用 VEGF 抑制剂，靶向 VEGF 蛋白激酶抑制剂半衰期较短，停药后一般可逆转出血；同时使用阿司匹林、抗凝药物也需停药。必要性时行支持性输血治疗。

2. 血栓

常导致血栓的药物包括 EGFR 抑制剂（吉非替尼、厄洛替尼、贝福替尼）、CDK4/6 抑制剂（阿贝西利）、mTOR 抑制剂（依维莫司）、HDAC 抑制剂（西达本胺）、VEGF 靶向 / 多激酶抑制剂（呋喹替尼、阿昔替尼、培唑帕尼、仑伐替尼、索凡替尼）、MEK 抑制剂（曲美替尼）等。

VEGF 诱导内皮细胞产生 NO，与抑制血管平滑肌细胞增殖、抗血小板作用、抑制白细胞黏附等多种血管保护相应相关。VEGF 通路可通过抑制凋亡和炎症通路，保护和调节内皮细胞功能，对此通路的抑制，可导致内皮细胞功能不全，可能会暴露血管内皮的磷脂及基质，导致血栓的形成。

（1）动脉血栓栓塞

潜在致死性的动脉血栓栓塞（Arterial Thromboembolic Event，ATE）包括短暂性脑缺血发作、脑卒中、心绞痛、心肌梗死，多种 VEGF 靶向蛋白激酶抑制剂与 ATE 风险增加相关。既往 ATE 病史并非抗血管生成类药物的绝对禁忌证，但需注意有该类患者出现 ATE 风险升高。此外，≥ 65 岁患者，也需关注 ATE 风险。

ATE 的预防和及时处理对患者安全至关重要，在抗血管靶向治疗之前，存在高血压、高脂血症、糖尿病等心血管易感因素的患者，应控制基线血压、血脂、血糖。6~12 月内发生过严重过心血管事件，尽量避免使用抗血管靶向治疗。有既往 ATE 病史的高风险患者，可考虑使用小剂量阿司匹林预防治疗。

发生 ATE 患者，应停药，并根据标准治疗处理 ATE。是否重启药物治疗应个体化治疗，对于 VEGF 靶向蛋白激酶抑制剂临床获益明确，应告知患者再次出现 ATE 的风险，应权衡利弊，慎重重启。

EGFR 抑制剂吉非替尼、厄洛替尼有脑血管事件的病例报道，应予以注意。

（2）静脉血栓栓塞

与贝伐珠单抗不同，总体资料显示，小分子VEGF靶向药物并未显著增加静脉血栓栓塞（Venous Thromboembolic Event，VTE）风险，一项荟萃分析显示，与未接受抗血管靶向蛋白激酶抑制剂的对照组相比，各级 VTE 的总相对危险度是 1.10（95%CI 0.73~1.66），对于高级别 VTE，抗血管靶向蛋白激酶抑制剂的总相对危险度是 0.85（95%CI 0.58~1.25）。

鉴于抗血管生成靶向制剂与 VTE 关系尚不明确，且药物本身可增加出血风险，治疗期间尚无充足的循证医学证据对有所有启动抗血管靶向治疗的患者进行预防性抗凝。根据 NCCN 指南，建议根据是否存在发生 VTE 的危险因素，根据危险度分层，选择阿司匹林或抗凝预防。

BRAF 抑制剂（达拉非尼）联合 MEK 抑制剂（曲美替尼），会导致静脉血栓栓塞事件，当出现非复杂深静脉血栓形成或肺栓塞，不调整达拉非尼的剂量，中断曲美替尼剂量；如改善至 0~1 级，恢复较低剂量水平，如未改善，永久停用曲美替尼。

肿瘤患者的 VTE 风险评估模型中，以 Caprini 评分（表 5-32）和 Khorana 评分（表 5-33）最为常用。Caprini 评分目标人群是内外科住院患者，更侧重手术患者。

表 5-32　Caprini 风险评估量表

1分	2分	3分	5分
年龄 41~60 岁	年龄 61~74 岁	年龄 ≥ 75 岁	脑卒中（< 1 个月）
小手术	关节镜手术	VTE 史	择期关节置换术
BMI > 25kg/m^2	大型开放手术（> 45min）	VTE 家族史	髋、骨盆或下肢骨折
下肢肿胀	腹腔镜手术（> 45min）	凝血因子 V Leiden 突变	急性脊髓损伤（< 1 个月）
静脉曲张	恶性肿瘤	凝血酶原 G20210A 突变	
妊娠或产后	卧床 > 72h	狼疮抗凝物阳性	
有不明原因的或习惯性流产史	石膏固定	抗心磷脂抗体阳性	
口服避孕药或激素替代疗法	中央静脉通路	血清同型半胱氨酸升高	
感染中毒症（< 1 个月）		肝素诱导的血小板减少症	
严重肺病，包括肺炎（< 1 个月）		其他先天性或获得性血栓形成倾向	
肺功能异常			
急性心肌梗死			
充血性心力衰竭（< 1 个月）			
炎性肠病史			
卧床患者			

表 5-33　Khorana 风险评估量表

危险因素	评分
胃癌或胰腺癌	2
肺、淋巴、妇科、膀胱或卵巢肿瘤	1
PLT ≥ 350 × 10^9/L	1
Hb ≤ 100g/L	1
WBC > 11 × 10^9/L	1
BMI ≥ 35kg/m^2	1

　　抗肿瘤治疗期间应结合患者 VTE 发生风险级别启动预防性抗凝治疗（表 5-34）。治疗期间出现任何级别 VTE，及时诊断及治疗更为重要，应暂停 VEGF 靶向制剂，并启动或维持抗凝治疗。与华法林相比，肿瘤患者 VTE 的治疗，优选低分子肝素，其 VTE 复发风险更低，也未显著增加严重出血发生率。

　　抗凝药物是预防和治疗静脉血栓栓塞性疾病的基石，临床可采用以下药物进行治疗，见表 5-35。在抗凝治疗过程中，应结合患者临床情况个体化调整抗凝药物剂量，疗程因人而异，一般不少于 3 个月；有证据表明 VTE 与肿瘤治疗相关，抗凝疗程于肿瘤治疗停止后维持 3~6 个月；复发性 VTE 或长期带瘤生存者，抗凝疗程应达 12 个月以上，甚至终身治疗。详细处理流程可参考相关指南《中国临床肿瘤学会（CSCO）肿瘤患者静脉血栓防治指南》。

表 5-34　VTE 评估量表

Caprini 评分	Caprini 风险等级	术后 30 天内 VTE 发生率	Khorana 评分	Khorana 风险等级	2.5 月内 VTE 发生率
0	极低危组	0	0	低危组	0.3%
1~2	低危组	1 分，0 2 分，0.7%	1	中危组	2%
3~4	中危组	0.97%	2	高危组	6.7%
≥ 5	高危组	5~6 分，1.33% 7~8 分，2.58% ≥ 9 分，6.51%	≥ 3	极高危组	

表5-35 肿瘤患者预防及治疗性抗凝方案

药物	预防	治疗	注意事项	证据类别	推荐等级
普通肝素	5000IU s.c q8h	负荷剂量：3000~5000 IU 或 80IU/kg iv 维持:18IU/（kg·h）持续输注	监测 APTT、血常规；治疗目标为 APTT 达到正常值的 2.0~2.5 倍	1A	Ⅰ
低分子肝素	2000~5000IU s.c qd 或 2000~2500IU s.c bid	依诺肝素：1mg/kg s.c q12h，单次剂量不超过 180mg	监测血常规	1A	Ⅰ
		那曲肝素：86IU/kg s.c q12h，单次剂量不超过 17000IU			
		达肝素：100IU/kg s.c q12h，单次剂量不超过 18000IU			

续表

药物		预防	治疗	注意事项	证据类别	推荐等级
DOAC	利伐沙班	10mg qd po	15mg bid po，21天后减量至 20mg qd po		1A	I
	阿哌沙班	2.5mg bid po	10mg bid po，7天后减量至 5mg bid po			
华法林		—	2.5~10mg qd po	监测 INR，调整 INR 至目标值 2.0~3.0	2A	I
磺达肝癸钠		2.5mg qd s.c	< 50kg： 5mg s.c qd		2A	II
			50~100kg： 7.5mg s.c qd			
			> 100kg： 10mg s.c qd			

------- 凝血系统不良反应风险管控措施 -------

①治疗前评估患者血栓及出血风险，确定是否进行预防性抗凝治疗。

②治疗前告知患者血栓的好发部位及常见症状，如出现下肢水肿、疼痛、憋气等，应及时就诊。

③治疗前告知患者治疗相关出血的风险及常见出现部位，出血量的判断，出现大量、持续出血应及时就诊。

④治疗期间注意监测血常规（血小板）、血栓监测，并注意治疗期间避免长期制动，血小板减少期间避免磕碰。

⑤需预防性抗凝治疗者，应按时用药，并监测不良反应。

六、皮肤黏膜不良反应

常见的皮肤、黏膜不良反应包括痤疮样皮疹、甲沟炎、手足综合征、口腔黏膜炎等，其常见的不良反应分级见表5-36。

表5-36 皮肤黏膜不良反应 CTCAE5.0分级

不良反应	1级	2级	3级	4级	5级
痤疮样皮疹	丘疹和（或）脓疱覆盖 < 10%BSA，伴或不伴瘙痒和触痛	丘疹和（或）脓疱覆盖 10%~30% BSA，伴或不伴瘙痒和触痛；伴心理影响；伴日常生活工具使用受限；丘疹和（或）脓疱覆盖 > 30% BSA，伴或不伴轻度症状	丘疹和（或）脓疱覆盖 > 30% BSA，伴中重度症状；生活自理受限；伴局部感染，需要局部抗生素治疗	威胁生命；丘疹和（或）脓疱累积任意体表范围，伴或不伴与广泛感染相关，需要静脉抗生素治疗	死亡
甲沟炎	甲沟肿胀或红斑；甲周皮肤受损	需要局部治疗，口服给药；甲沟肿胀或红斑伴疼痛；甲板分离或脱落；伴日常生活工具使用受限	需要手术治疗，需要静脉抗生素治疗；日常生活自理能力受限	–	–
口腔黏膜炎	无症状或轻微症状，无需治疗	中度疼痛或溃疡，不影响经口进食，需调整饮食	严重疼痛，影响经口进食	危及生命，需紧急治疗	死亡

1. 皮肤不良反应

常见引起皮肤不良反应的药物包括 EGFR 抑制剂（吉非替尼、厄洛替尼、阿法替尼、达可替尼）、ALK 抑制剂（阿来替尼、恩沙替尼、伊鲁阿克）、HER2 抑制剂（吡咯替尼）、CDK4/6 抑制剂（达尔西利、瑞波西利）、VEGF 靶向抑制剂（阿帕替尼、呋喹替尼、索拉非尼、舒尼替尼、多纳非尼、瑞戈非尼、安罗替尼等）、BRAF 抑制剂（维莫非尼、达拉非尼）、MEK 抑制剂（曲美替尼）、KIT 抑制剂（阿伐替尼、瑞派替尼）等。

EGFR 抑制剂对皮肤及其附属器官具有特殊的毒副反应，主要表现为皮疹 / 痤疮样皮疹和甲沟炎，主要原因是 EGFR 存在于包括表皮角质形成细胞、外毛根鞘和皮脂腺在内的正常上皮和部分间叶来源的细胞。

EGFR 抑制剂所致的皮疹形态单一，以丘疹脓疱疹为主，可伴有瘙痒和皮肤干燥，不同于普通痤疮，不具有传染性，多在靶向药物治疗后 1~2 周发生，好发于皮脂腺丰富的部位，严重时下肢亦可受累甚至遍及全身，常影响日常生活和夜间睡眠。

吉非替尼、厄洛替尼均有大疱性或剥脱性皮肤改变的病历报道，奥希替尼有多形性红斑及 Stevens-Johnson 综合征的报道。

EGFR 抑制剂所致皮肤不良反应的类型和严重程度不仅与所用 EGFR 抑制剂的种类和治疗时间相关，也与患者自身因素相关，如吸烟、免疫状态、遗传变异（如 K-ras 突变）等。

加重 EGFR 抑制剂所致皮肤不良反应的因素有阳光暴晒、同期放射治疗、皮肤保湿不充分、老年人、曾接受细胞毒药物治疗继而导致皮肤屏障改变等。

BRAF 抑制剂达拉非尼 ±MEK 抑制剂曲美替尼导致的皮肤反应主要表现为皮肤干燥、皮疹；达拉非尼还有皮肤角化症、皮肤肿瘤、乳头状瘤的报道；曲美替尼有痤疮样皮炎、掌跖红肿综合征、红斑等皮肤不良反应的表现。如出现无法忍受的 2 级及以上皮肤不良反应，应中断靶向药物剂量 3 周；如症状改善，恢复较低的剂量水平，如未改善，永久停用达拉非尼和曲美替尼。

VEGF 靶向蛋白激酶抑制剂的皮肤毒性有多种表现形式，主要表现为手足皮肤反应（Hand-Foot Syndrome，HFS）/ 掌跖红肿综合征（Palmar-Plantar Erythrodysesthesia，PPE），如索拉非尼较为常见，舒尼替尼、阿昔替尼、仑伐替尼、瑞戈非尼、安罗替尼、阿帕替尼、呋喹替尼、多纳非尼等发生率也不低；手足综合征的发生机制包括周细胞介导的内皮存活受到抑制，从而导致手足毛细血管内皮受损。此外，KIT 在小汗腺的导管上皮中大量表达，药物可经小汗腺排泄，由于 VEGF 靶向蛋白激酶抑制剂多对 KIT 靶向有抑制剂作用，也是可能导致 HFS 的机制之一。KIT 抑制剂阿伐替尼、瑞派替尼也有光敏性、手足综合征的报道。

索拉非尼导致的 HFS 级别及剂量建议见表 5–37，另有国际共识提供了对于索拉非尼或舒尼替尼治疗 HFS 预防和治疗方案，其他药物尚无相关指南，但应根据皮肤毒性的严重性和持续性，给予对症支持、减量或永久停药。

表 5–37　说明书对索拉非尼皮肤毒性的推荐剂量调整

分级 / 表现	发生频率	剂量调整	
		HCC/RCC	分化型甲状腺癌
1级：麻痹、感觉迟钝、异常、无痛肿胀、手足红斑，不适，但不影响日常活动	任何时间出现	继续用药局部治疗	继续用药
2级：伴疼痛的手足红斑和肿胀，和（或）影响日常生活的手足不适	首次出现	继续使用＋局部治疗以消除症状，7 天内未缓解，见下	将索拉非尼减少至 0.6g/d，如 7 天内未缓解，见下
	7 天内未缓解或第 2 次出现	中断索拉非尼治疗直至缓解至 0~1 级；重启治疗，减少至单剂量 0.4g/d	中断索拉非尼治疗直至缓解至 0~1 级，降低一个剂量水平（0.4g/d）
	第 3 次出现		中断索拉非尼治疗直至缓解至 0~1 级，降低一个剂量水平（0.2g/d）
	第 4 次出现	终止索拉非尼治疗	永久停用索拉非尼

分级／表现	发生频率	剂量调整	
		HCC/RCC	分化型甲状腺癌
3级：湿性脱皮、溃疡、手足起疱、疼痛或导致患者不能工作和正常生活的严重手足不适	第1次出现	中断治疗直至毒性缓解至0~1级，重启治疗，减少至单剂量0.4g/d	中断治疗直至毒性缓解至0~1级，重启治疗，降低一个剂量水平（0.6g/d）
	第2次出现		中断治疗直至毒性缓解至0~1级，重启治疗，降低两个剂量水平（0.2g/d）
	第3次出现	终止本品治疗	永久性停用索拉非尼

对于因2~3级皮肤毒性减量的患者，如在索拉非尼减量至少28天后，皮肤毒性改善至0~1级，索拉非尼可上调一个剂量水平。在出现皮肤毒性减量的患者中，约50%患者可达到上述标准而以较高的剂量继续治疗。在此类患者中预计有50%患者可耐受此剂量而不会出现≥2级皮肤毒性复发。

对于瑞戈非尼，有研究显示皮肤毒性在早期发生，且与瑞戈非尼剂量相关。Ⅱ期临床研究表明，剂量递增策略可替代标准剂量策略（160mg/d po d1~21 q28d）降低皮肤毒性发生率和严重程度，即起始口服80mg/d，如无严重药物相关不良反应，则每周递增40mg，直至达到160mg/d标准剂量。

此外，应用舒尼替尼、索拉非尼出现皮肤褪色、角化棘皮瘤、鳞状细胞癌的风险增加，是否应停药尚无定论。

HER2抑制剂吡咯替尼单药及联合卡培他滨出现≥3级的皮疹发生率<2%，常发生于治疗后1~2周；联合用药的其他常见的皮肤不良反应还包括手足综合征，但HER2抑制剂单药发生率很低，联用后发生率明显升高，考虑与化疗药物卡培他滨相关，具体临床表现、分级、预防及处理参见卡培他滨说明书。

CDK4/6抑制剂达尔西利有皮疹的不良反应，瑞波西利可能导致重度皮肤不良反应，应予以注意。

2. 口腔黏膜炎

EGFR抑制剂引起的口腔黏膜炎，常在用药开始第13~19天出现，表现为口腔黏膜出现红斑、水肿、糜烂，进一步形成点状、片状溃疡，可波及上下唇、双颊、舌、口底黏膜等部位；黏膜溃疡表覆伪膜、渗血，可引起疼痛、吞咽困难、味觉异常等。所有级别口腔黏膜炎的发生率约13%~15%，3级及以上的发生率<1%；阿法替尼所致口腔黏膜炎的发生率较高，51.9%~72.1%，3级及以上的发生率4.4%~8.7%。

VEGF靶向蛋白激酶抑制剂中，不同药物口腔毒性发生率不同，舒尼替尼（29%~48%）、索拉非尼（25%~28%）、仑伐替尼（40%）最为常见，培唑帕尼（4%~12%）、阿昔替尼（15%）相对较少，发生机制并不明确，类似HFSR涉及的机制，可能与微创伤愈合不良有关。症状可见口腔疼痛、感觉异常、味觉障碍、吞咽困难、口腔干燥、黏膜敏感、溃疡等症状。VEGF 靶向蛋白激酶抑制剂联合化疗可能加重化疗所致的黏膜炎。

依维莫司也常导致口腔黏膜炎，严重者出现口腔溃疡，发生率 44%~86%，≥ 3 级发生率 4%~9%，通常在治疗开始的 8 周内发生。

龋病、牙周炎及口腔黏膜病是口腔黏膜炎的危险因素，建议治疗前口腔专科就诊处理原发病，并指导患者每日进行口腔卫生维护，如牙刷、牙膏、牙线、牙缝刷等的使用，如发现患者口腔存在严重感染病灶应处理，从而降低口腔黏膜炎的发生率和级别。

EGFR 抑制剂所致的口腔黏膜炎的处理原则（表5-38）是控制疼痛，覆盖溃疡面，使其尽早愈合；保持口腔清洁，减少多重感染；阻止口腔黏膜炎发展为 3 级或 4 级。

表 5-38　口腔炎的治疗原则

分级 / 表现	剂量调整
1 级：无症状或轻微症状，无需干预治疗	无需调整剂量；用不含酒精的水或 0.9% 氯化钠注射液漱口，一天数次
2 级：中度疼痛；不影响吞咽；需要进食改良后的食物	暂时中断治疗直至恢复至 ≤ 1 级；以相同剂量重新开始治疗 如果再次出现 2 级口腔炎，中断治疗直至恢复至 ≤ 1 级。以低剂量重新开始治疗 采用局部止痛口腔治疗（如苯佐卡因、氨苯丁酯、盐酸丁卡因、薄荷脑或苯酚），酌情合用局部皮质类固醇（如曲安西龙口腔贴剂）*

分级 / 表现	剂量调整
3 级：重度疼痛；吞咽受影响	暂时中断治疗直至恢复至 ≤ 1 级；以低剂量重新开始治疗 采用局部止痛口腔治疗（如苯佐卡因、氨苯丁酯、盐酸丁卡因、薄荷脑或苯酚），酌情合用局部皮质类固醇（如曲安西龙口腔贴剂）*
4 级：有危及生命的后果；需要紧急干预治疗	终止治疗，采用适当的医学治疗

注：* 在处理口腔炎时避免使用含有过氧化氢、碘、百里香衍生物的产品，因为这些成分可能会使口腔溃疡恶化

3. 甲沟炎

指甲改变多出现在 EGFR 抑制剂初始治疗后 4~8 周，可发生于任何指甲或脚趾甲，通常由指（趾）甲根部的边缘开始出现红肿、疼痛，之后两侧甲沟逐渐有发炎、溃疡、出现化脓性肉芽组织等症状，使指（趾）甲内嵌，造成患者活动不便。

4. 光敏反应

ALK 抑制剂（阿来替尼、布格替尼、塞瑞替尼等）、KIT 抑制剂（阿伐替尼）、BRAF 抑制剂（维莫非尼）可导致光敏性反应。

阿来替尼说明书建议在治疗期间及停止后至少 7 天内，建议避免长时间日光暴晒，建议使用防紫外线 A（UVA）/ 紫外线 B（UVB），防晒系数（Sun Protection Factor, SPF）≥ 50 的广谱防晒霜和润唇膏，

防止可能的晒伤。根据反应的严重程度，可能需要中断、修改或停止治疗。

对于不可耐受的 2 级光敏反应或更高级别的光敏反应，维莫非尼建议调整剂量。

皮肤、黏膜不良反应风险管控措施

①治疗前告知患者使用药物对皮肤、黏膜的损伤风险、常见症状，告知患者对应的生活建议，以改善症状，防止感染。

②一般生活建议：注意口腔卫生，建议治疗前口腔专科就诊处理龋病、牙周炎及口腔黏膜病，并注意日常口腔卫生；注意饮食清淡，易消化、不刺激的食物；注意身体清洁，衣物干净，外出采取遮阳、涂抹防晒霜等防晒措施；加强皮肤护理，保持皮肤清洁，避免继发感染，避免压力和摩擦，减少肥皂等碱性清洁物刺激皮肤；穿宽松、透气的鞋子，治疗足癣等原发疾病；出现皮肤瘙痒，切勿抓挠，适当涂抹保湿乳霜。

③使用依维莫司的患者，在治疗开始后前8 周内使用含皮质类固醇的口腔用溶液作为漱口水，临床研究显示可降低口腔炎的发生率及严重程度。

④对轻中度不良反应，一般无需调整剂量或中断治疗，可采取改善生活方式及局部药物治疗，

药物处理可考虑含尿素、皮质醇激素、抗组胺类、水杨酸类外用药物改善症状。对重度不良反应应及时就诊，静脉用药对症改善症状，必要时减量或暂停抗肿瘤靶向治疗。如出现感染时，建议在皮肤专科医师指导下使用局部或全身抗菌药物治疗。

⑤发生口腔溃疡、口腔黏膜炎等口腔炎，建议使用局部治疗，但需避免使用含酒精、过氧化物、碘或百里香的漱口液，可能会加重病情。除非确诊真菌感染，否则不建议预防性使用抗真菌药物。

七、肺部不良反应

抗肿瘤靶向蛋白激酶抑制剂肺部不良反应相对罕见，主要以间质性肺病（Interstitial Lung Disease，ILD）、肺炎、胸腔积液等，CTCAE5.0 分级见表 5-39。

表 5-39 肺部不良反应的 CTCAE5.0 分级

不良反应	1级	2级	3级	4级	5级
肺炎	无症状，临床或诊断发现，无需干预	有症状，影响工具性ADL*，应给予医学干预	症状严重，自我护理ADL*受限，需要氧疗	危及生命，呼吸功能受抑制，需立即干预（如气管切开或插管）	死亡

不良反应	1级	2级	3级	4级	5级
胸腔积液	无症状，仅为临床或诊断所见，无需治疗	有症状，需要治疗（利尿剂、胸腔穿刺术）	出现呼吸窘迫和缺氧症状；需手术干预（胸管或胸膜固定术）	危及生命的呼吸系统或血液动力学障碍；需要插管或紧急治疗	死亡

* 日常生活（ADL）

由于症状、体征不具有特异性，药物性肺损伤目前仍为排除性诊断。肺损伤发生于抗肿瘤治疗后，无其他呼吸系统受损等原因，停用可疑药物后和（或）应用糖皮质激素后症状好转，可诊断药物性肺损伤。

ILD 以肺间质为主要病变的众多异质性疾病的总称，以局灶或弥漫性肺间质的非感染性炎性改变和进行性纤维化为病理特征，严重者甚至发展为呼吸衰竭和心功能不全。

多种蛋白激酶抑制剂可导致 ILD，包括 EGFR 抑制剂（吉非替尼、厄洛替尼、埃克替尼、阿法替尼、达可替尼、奥希替尼、贝福替尼、阿美替尼、伏美替尼、莫博赛替尼、舒沃替尼）、ALK 抑制剂（克唑替尼、阿来替尼、塞瑞替尼、布格替尼、恩沙替尼、伊鲁阿克）、MET 抑制剂（谷美替尼）、CDK4/6 抑制剂、PARP 抑制剂（奥拉帕利）、RET 抑制剂（普拉替尼）、多激酶抑制剂（培唑帕尼）、TRK/ROS1 抑制剂（恩曲替尼）等。

EGFR 抑制剂相关性 ILD 起病方式多样，既可表现为急性或亚急性起病，甚至短期内危及生命，也可表现为慢性隐匿起病，逐渐进展至呼吸衰竭，发现时已属不可逆转阶段。主要临床症状常见以咳嗽（以干咳为主）起病，伴或不伴有渐进性加重的呼吸困难和发热。不同 EGFR 抑制剂的Ⅲ期临床研究中药物相关性 ILD 的发生率和死亡率不同（发生率 0~5.3%，死亡率 0~0.9%），EGFR 抑制剂导致的 ILD 虽然发生率较低，但一旦发生可严重威胁患者的生命。

EGFR 抑制剂相关性 ILD 的发生机制可能为：肺泡 Ⅱ 型上皮细胞表达 EGFR，参与肺泡壁的修复；EGFR 抑制剂可能引起肺泡和支气管上皮损伤及慢性炎症，引起肺纤维化，导致 ILD 的形成；还可能存在 EGFR 抑制剂免疫介导的过敏反应。

EGFR–TKI 相关性 ILD 的危险因素包括：男性，近期放化疗史；吸烟史；年龄 ≥ 55 岁；PS 评分 > 2 分；影像学检查显示正常肺组织 < 50%；有间质性肺疾病病史；肺气肿或慢性阻塞性肺疾病；肺部感染；被诊断为癌症的时间短（< 6 个月）；合并心血管疾病。

ALK 抑制剂诱发的 ILD 的临床表现多样，出现应立即停药、根据病情严重程度不同，激素治疗剂量及疗程不同。

BRAF 抑制剂维莫非尼及 MEK 抑制剂曲美替尼亦可导致 ILD，临床研究中二者的发生率约为 2%；多项临床研究显示，RET 抑制剂普拉替尼导致肺炎的发生率约为 10%，其中 3~4 级为 2.7%，死亡病例（5级）0.5%，美国 FDA 说明书提示，出现 1~2 级 ILD/肺炎，应暂停用药直至消退；出现 3~4 级 ILD/肺炎或再次复发，则永久停药。赛普替尼导致的肺炎发生率 ≤ 2%。

哌柏西利、瑞波西利、阿贝西利等 CDK4/6 抑制剂上市后安全性数据均有肺部炎症的报道，有发展为重症的风险。三者对 ILD/肺炎的管理均为定期监测肺部症状、体征，影像学出现无法用其他原因解释的肺间质阴影，出现新发或症状体征加重，均应中断或停止治疗。持续性或复发性 2 级 ILD/肺炎，建议暂停给药或减量。所有 3~4 级 ILD/肺炎均应永久停用。

PARP 抑制剂导致肺炎的概率不高，一项研究发现，不同 PARP 抑制剂治疗不同肿瘤，治疗组肺炎的发生率为 0.79%（28/3551），上市后数据显示 87% 的肺炎事件发生于治疗后 6 月内，奥拉帕利相关肺炎报道最多，因肺炎导致死亡的占 16%（13/79）。

mTOR 抑制剂依维莫司也可导致非感染性肺炎，研究发现依维莫司临床肺炎发生率 8%~14%，最常见的影响学表现为肺底局灶性实变或磨玻璃影，部分患者呈弥漫性磨玻璃影或实变阴影。在通过 ILD 患者的 BAL 检查结果显示存在淋巴细胞、嗜酸性粒细胞计数升高。依维莫司治疗期间出现症状或影像学改变，基于肺炎分级的监测和治疗指南见表 5-39。

表 5-39　依维莫司非感染性肺炎的治疗原则

分级	依维莫司	监测	
1 级	继续给予	密切观察，每 2 个用药周期复查 1 次胸片 / 胸 CT	
2 级	减量至 5mg/d，直至肺炎改善为 1 级以下，若 3 周内未改善为 1 级，则停药	咳嗽严重给予糖皮质激素	每个用药周期行胸 CT 和肺功能测定
3 级	停用，直至肺炎改善至 1 级以下。若依维莫司疗效明确，2 周后以 5mg/d 重新启动该药	排除感染后给予全身性糖皮质激素治疗，病情改善后，视耐受情况逐渐减量糖皮质激素	
4 级	永久停用	—	

在临床研究中，TRK/ROS1 抑制剂恩曲替尼、拉罗替尼也导致肺部毒性；恩曲替尼在 TRK 融合阳性或 ROS1 重排的 NSCLC 患者的使用中，呼吸困难发生率 31%，胸腔积液发生率 10%，另外还有 2% 患者发生呼吸衰竭。在 TRK 融合阳性肿瘤患者的临床研究中，服用拉罗替尼的患者有 18% 发生呼吸困难，

咳嗽发生率 26%，但多为 1~2 级。

伊马替尼治疗期间导致的肺部并发症多数与液体潴留相关，另有少数伴或不伴嗜酸性粒细胞浸润导致的急性肺炎、亚急性间质性肺炎。多数患者需糖皮质激素治疗方可缓解，有死亡病例报道。一般不推荐再次使用。

对于出现 ILD、肺感染性肺炎的患者，应结合患者病情、用药情况、感染风险，考虑是否需要停药、是否需要使用糖皮质激素（皮质类固醇）治疗，静脉冲击症状好转后，应及时序贯口服治疗。

---------- **肺部不良反应风险管控措施** ----------

①启动治疗前，应了解患者肺功能情况，ILD 危险因素评估，排查机会性感染、放射性肺损伤、肺转移等情况。

②告知患者肺部不良反应的常见症状，出现新发咳嗽、呼吸困难等，应及时就诊。

③治疗期间加强对患者呼吸功能的监测和影像学检查，做到早发现、早治疗。新发持续咳嗽、呼吸困难、低氧血症、胸腔积液、胸片阴影，应暂停用药，进行临床评估。若确诊在 ILD/肺炎，应永久停药。

④ ILD 的治疗目标是抑制炎症反应，促进渗出吸收，防止肺间质纤维化，保护心肺功能。已

明确诊断 ILD 的患者，应立即停用药物，并启动支持治疗包括氧疗、机械通气、糖皮质激素以及按需进行经验性抗感染治疗；糖皮质激素应用期间，应密切监测病情变化，防范机会性感染、黏膜应激性损伤、血糖波动风险，必要时启动预防性抑酸、抗感染治疗。及时进行再评估和检查。

八、眼部不良反应

眼部血供丰富、但眼及周围器官组织却相对较小，容易发生药物不良反应。抗肿瘤药物导致的眼毒性发生率各研究报道差异较大，一般严重程度不高，患者对此的主诉很难引起临床医生的重视。随着新型抗肿瘤药物在临床广泛使用，眼毒性的报道逐年增加，患者主诉以干眼、视物模糊居多，并涉及多种眼部的亚器官，如眼睑、眶周组织、泪道器、结膜、角膜、晶状体、巩膜、虹膜、睫状体、脉络膜、视网膜、视神经等。某些药物类型造成的眼毒性也有特定的症候群，如 EGFR 抑制剂导致的睫毛异常，MEK 抑制剂相关视网膜病变。不良事件通用术语标准（CTCAE5.0）对 25 种眼毒性进行了分级（表 5-40），也是眼毒性不良反应分级管理的依据。

表5-40 眼毒性 CTCAE5.0 分级

不良反应	1级	2级	3级	4级
视物模糊	无需干预	有症状；视力中度下降（最佳矫正视力 20/40 或更佳或视力较基线下降超过3行）；工具性日常活动受限	显著视力下降（最佳矫正视力在 20/40、20/200 之间或视力较基线下降超过3行）；自理活动受限	患眼最佳矫正视力 20/100 或更差
闪光感	有症状，不影响日常生活	工具性日常活动受限	自理活动受限	—
飞蚊症	有症状，不影响日常生活	工具性日常活动受限	自理活动受限	—
眼痛	轻度疼痛	中度疼痛，工具性日常活动受限	重度疼痛；自理活动受限	—
视力降低	—	视力中度下降（最佳矫正视力 20/40 或更佳或视力较基线下降超过3行）	显著视力下降（最佳矫正视力在 20/40、20/200 之间或视力较基线下降超过3行）	患眼最佳矫正视力 20/100 或更差

不良反应	1级	2级	3级	4级
夜盲	有症状，不影响日常生活	有症状；视力中度下降（最佳矫正视力20/40或更佳下降3行）；或视力较基线下降受限；工具性日常活动受限	显著视力下降（最佳矫正视力在20/40~20/200之间或视力较基线下降超过3行）；自理活动受限	患眼最佳矫正视力20/100或更差
畏光症	有症状，但不影响日常生活	工具性日常活动受限	自理活动受限	—
干眼（角膜、结膜干燥，如发生角膜溃疡，参照相应分级）	无症状，临床或诊断性观察发现，应用润滑剂可缓解	有症状；视力中度下降（最佳矫正视力20/40或更佳下降3行）或视力较基线下降受限；工具性日常活动受限	显著视力下降（最佳矫正视力在20/40、20/200之间或视力较基线下降超过3行）；自理活动受限	—
角膜溃疡	—	—	患眼角膜溃疡，无穿孔	患眼角膜穿孔
角膜炎	无症状，临床或诊断性观察发现，无需对症处理	有症状；临床或诊断或视力中度下降（最佳矫正视力20/40或更佳下降3行）或视力较基线下降受限	显著视力下降（最佳矫正视力在20/40、20/200之间或视力较基线下降超过3行）；角膜溃疡；自理活动受限	角膜穿孔；患眼最佳矫正视力20/100或更差

续表

不良反应	1级	2级	3级	4级
巩膜异常	与基线比, 视力无变化	有症状; 视力中度下降 (最佳矫正视力20/40或更差或视力较基线下降3行), 或工具性日常活动受限	显著视力下降 (最佳矫正视力在20/40, 20/200之间或视力较基线下降超过3行); 自理活动受限	患眼最佳矫正视力20/100或更差
葡萄膜炎	前葡萄膜炎伴痕量细胞	前葡萄膜炎伴1+或2+细胞	前葡萄膜炎伴>3+细胞; 中后段葡萄膜炎或全段葡萄膜炎	患眼最佳矫正视力20/100或更差
视网膜病变	无症状, 临床或诊断性观察发现, 无需对症处理	有症状; 视力中度下降 (最佳矫正视力20/40或更差或视力较基线下降3行), 或工具性日常活动受限	显著视力下降 (最佳矫正视力在20/40, 20/200之间或视力较基线下降超过3行); 自理活动受限	患眼最佳矫正视力20/100或更差
视网膜脱离	-	-	黄斑保留型孔源性视网膜脱离	黄斑脱离型孔源性视网膜脱离
视网膜裂孔	无视网膜脱离, 无需治疗	无视网膜脱离, 需要治疗	-	-

续表

不良反应	1级	2级	3级	4级
视网膜血管病变	—	视网膜血管病变但无新生血管生成	视网膜血管病变伴新生血管生成	患眼视野缺损在中心10度以内
青光眼	眼内压（EIOP）升高，无视野缺损	局部用药可使眼内压（EIOP）降至<21mmHg，无视野缺损	眼内压（EIOP）造成视野缺损	患眼视野缺损在中心10度以内
白内障	无症状，临床或诊断性观察发现，无需对症处理	有症状；视力中度下降（最佳矫正视力20/40或更佳或视力较基线下降3行）；工具性日常活动受限	显著视力下降（最佳矫正视力在20/40，20/200之间或视力较基线下降超过3行）；自理活动受限	患眼最佳矫正视力20/100或更差
玻璃体出血	无需干预	有症状；视力中度下降（最佳矫正视力20/40或更佳或视力较基线下降3行），工具性日常活动受限	显著视力下降（最佳矫正视力在20/40，20/200之间或视力较基线下降超过3行）；自理活动受限；需行玻璃体切割术	患眼最佳矫正视力20/100或更差
视神经（第二颅脑神经）异常	无症状，临床或诊断性观察发现，无需对症处理	有症状；视力中度下降（最佳矫正视力20/40或更佳或视力较基线下降3行）	显著视力下降（最佳矫正视力在20/40，20/200之间或视力较基线下降超过3行）	患眼最佳矫正视力20/100或更差

续表

不良反应	1 级	2 级	3 级	4 级
视神经盘水肿	无症状，无视野缺损	有症状；视力中度下降（最佳矫正视力 20/40 或更佳或视力较基线下降 3 行）	显著视力下降（最佳矫正视力在 20/40、20/200 之间或视力较基线下降超过 3 行）	患眼最佳矫正视力 20/100 或更差
眼外肌麻痹	无症状，临床或诊断性观察发现，需对症处理	单侧麻痹，不伴复视	双侧麻痹，或单侧麻痹伴有旁视复视，但不伴有直视复视	双侧麻痹，需转头以便视角 > 60°，或复直视复视
眶周水肿	软且非凹陷性水肿	硬结的或凹陷性水肿；需要局部处理	水肿伴有视觉障碍；眼压升高、青光眼或视网膜出血；视神经炎；需要应用利尿剂，及手术处理	—
眼睑功能异常	无症状，临床或诊断性观察发现，无需对症处理	有症状；需非手术干预；工具性日常活动受限	自理活动受限，需手术干预	—
溢泪	无需处理	有症状；视力中度下降（最佳矫正视力 20/40 或更佳或视力较基线下降 3 行）	显著视力下降（最佳矫正视力在 20/40~20/200 之间或视力较基线下降超过 3 行）	患眼最佳矫正视力 20/100 或更差

续表

不良反应	1级	2级	3级	4级
其他眼部不适	无症状或轻微症状，临床或诊断性观察发现，无需对症处理，视力无影响	中度症状，需给予极小、局部、无创干预，工具性日常活动受限；视力最佳矫正视力 20/40 或更佳或视力较基线下降 3 行	症状严重或具有医学重要意义的症状，但不会立即影响视力；自理活动受限；最佳矫正视力在 20/40~20/200 之间或视力较基线下降超过 3 行	影响视力，需要立即处理，患眼最佳矫正视力 20/100 或更差

注：眼部无 5 级不良反应

眼毒性一般为渐进性发展，早期诊断及停药极为重要，联合局部处理可阻断损害发生的进展，如处理不及时或不得当，可使受累部位发生不可逆的损伤，虽不危及生命，但严重者可致盲，对患者的生活质量产生负面影响，严重影响患者的用药依从性，进而影响药物治疗的有效性和患者的生存期。

常见引起眼毒性的药物包括 EGFR 抑制剂（吉非替尼、厄洛替尼、阿法替尼、奥希替尼、阿美替尼）、BRAF/MEK 抑制剂（维莫非尼、达拉非尼、曲美替尼）、ALK 抑制剂（克唑替尼、布格替尼、恩沙替尼）、VEGF 靶向多激酶抑制剂、KIT 抑制剂伊马替尼等。

EGFR 抑制剂眼毒性发生率较高，主要与 EGFR 介导的信号转导通路与角膜修复相关，同时 EGFR 在毛囊中高表达。一代药物中吉非替尼导致眼毒性的种类较多，包括结膜炎（发生率 1.4%~14.5%）、干眼（发生率 4%~8.1%）、葡萄膜炎、黄斑水肿等，涉及角膜的病变包括浅层点状角膜病（发生率 1.8~2.4%），角膜糜烂（发生率 1.2%~1.8%），严重者可有出现角膜溃疡。

第二、三代 EGFR 抑制剂也有较高眼毒性的报道。厄洛替尼睫毛粗长症的发生率为 9%~32%，可导致眶周皮疹、睑缘炎，一般需观察处理或结合睫毛修剪；厄洛替尼还可导致角膜病变包括角膜炎、角膜水肿、角膜葡萄膜炎，还可累积视网膜，有弓形虫视网膜脉络膜炎的报道。阿法替尼导致结膜炎（发生率约3.3%）、前段葡萄膜炎、角膜炎（发生率0.7%），角膜炎如出现溃疡性角膜炎需停药。此外，还有眶周水肿的报道。达可替尼亦可导致结膜炎、角膜炎（发生率1.8%），无需中断或停药。奥希替尼角膜炎发生率0.7%。

葡萄膜炎是 BRAF 抑制剂最常见的眼毒性表现，多数患者继续用药，同时接受激素、缩瞳药、降眼压药物治疗；严重病例如中后段或全断葡萄膜炎，或VKH 综合征需要停药。BRAF 抑制剂还可导致视网膜血管相关病变，如缺血性视网膜血管炎、多灶性脉络膜炎合并脉络膜新生血管形成、视网膜中央静脉阻塞（Central Retinal Vein Occlusion，CRVO）；此外，皮肤鳞状细胞癌、角化棘皮瘤是其严重的皮肤毒性表现，可能累及眼附属器。需要对可疑病灶切除，进行病理检查，并持续监测至停药后 6 个月。

MEK 抑制剂相关视网膜病（MEK Associated Retinopathy，MEKAR），多呈现双侧、多灶性、对称性，造成浆液性视网膜撕脱，主要影响中央凹，一般不涉及色素表皮撕脱。曲美替尼的发生率 < 1%~2%；多数 MEKAR 为自限性疾病，抗肿瘤药物一般在严密监测下可继续使用。眼部不良反应 ≥ 2 级的患者，抗肿瘤药物减量后多数患者可缓解。视网膜静脉阻塞

（RVO）是 MEK 抑制剂是相对严重的不良反应，发生率在 0.2%~1%，发生需要永久停药。

在 BRAF 抑制剂与 MEK 抑制剂合用时，也会出现 MEKAR，通常无需停药，需要严密监测。达拉非尼主要与葡萄膜炎相关，一般不调整曲美替尼剂量。对于对眼科治疗无反应的轻中度葡萄膜炎或重度葡萄膜炎，可停用达拉非尼最长至 6 周，如症状改善至 0~1 级，则恢复相同或更低的剂量水平。曲美替尼主要与视网膜毒性相关。二者联用时出现视网膜色素上皮脱离，达 2~3 级，不调整达拉非尼的剂量，中断曲美替尼剂量 3 周；如症状改善，恢复较低的剂量水平，如未改善，永久停用曲美替尼；出现视网膜静脉阻塞，则不调整达拉非尼剂量，永久停用曲美替尼。

KIT 抑制剂伊马替尼的眼部不良反应发生率最高，其眼眶水肿的发生率 24.2%~80%，有研究认为这与伊马替尼同时抑制 PDGFR 导致间质组织水肿相关。一般需要观察，部分患者需要应用低剂量的利尿剂。有报道对利尿剂治疗无效的患者，需进行局部手术治疗；此外，伊马替尼还有视神经炎的报道，需要停药，口服激素治疗，严重者进行了血浆置换。伊马替尼亦有严重的黄斑水肿病例报道，需要停药，并口服泼尼松治疗。阿伐替尼具有 KIT 及 PDGFR 双重抑制作用，其导致眶周水肿、流泪增加的发生率分别是 43.5% 和 25.8%，部分患者需减量。此外，阿伐替尼还有葡萄膜炎病例的报道。

ALK抑制剂克唑替尼导致视觉毒性的比例高达65%，视觉障碍包括视物模糊、复视、视力下降、视力障碍、老花眼、玻璃体飞蚊症、畏光、闪光视觉和视疲劳，已有视神经病变和失明的报道。视觉障碍通常发生于克唑替尼治疗的第一周，症状每天都会出现，持续时间可长达1min，对日常活动影响不大，可逐渐耐受，但严重者可致视觉丧失，发生率0.2%，需要停药。此外，克唑替尼的眼部不良反应还包括慢性结膜水肿、视神经病变、视网膜中心凹厚度增加等。新一代ALK抑制剂发生眼毒性谱与一代类似，但是发生率更低。塞瑞替尼、阿来替尼、布格替尼、洛拉替尼视觉异常发生率为9%、9%、7.4%~8.6%、15%，一般无需治疗或停药。布格替尼导致黄斑水肿较为罕见，发生率0.99%。

CDK4/6抑制剂哌柏西利、瑞波西利可导致视物模糊、干眼、溢泪。

依维莫司有眼睑水肿的病例报道，可用低剂量利尿剂，并对依维莫司进行减量，或接受双侧上眼睑整形术。依维莫司还可导致视神经炎，有病例停药后6周视力仍未恢复。

VEGF靶向多激酶抑制剂造成眼毒性较多，累及眼部多个部位。索拉非尼的眼部不良反应包括视网膜动静脉阻塞、白内障（发生率4.1%），视网膜脱离或撕裂、黄斑水肿，结膜、视网膜、玻璃体等出血。舒尼替尼眼部不良反应包括视物模糊、睫毛变色、视神经病、视网膜脱离或撕裂、黄斑水肿等，严重者可出现复发浆液性视网膜脱离，有研究认为舒尼替尼对EGF、PDGF、干细胞因子等的广泛抑制作用诱导视网膜及脉络膜出现血管通透性的改变，从而导致微栓子或微血管事件。阿昔替尼可造成视网膜循环损害，需停药。索拉非尼、舒尼替尼均可导致葡萄膜炎、眶周水肿、眼外肌障碍。

培唑帕尼眼部不良反应较多，无特异性的眼部刺激发生率43%，无需特殊处理；视网膜动脉、静脉阻塞，一般需停药；培唑帕尼还有结膜、视网膜、玻璃体等部位出血、神经乳头水肿、上睑下垂等眼外肌异常眼部异常的报道。此外，培唑帕尼可导致视网膜脱落撕脱的病例报道，停药后可缓解，可能与帕唑帕尼延缓视网膜修复相关。

在临床研究中，瑞戈非尼视力下降的发生率为 7.8%（n=51），经视力检查视力异常的检出率为 11.8%。另外，瑞戈非尼可导致严重的 Stevens–Johnson 综合征（Stevens–Johnson Syndrome）、中毒性表皮坏死松解症（Toxic Epidermal Necrolysis，TEN），累及眼部，需要立即停药。

RET 抑制剂塞普替尼有眼出血、眼水肿、眼眶水肿的不良反应发生，但是发生率和处理尚不明确。

-------- 眼部不良反应风险管控措施 --------

①治疗前告知患者药物出现眼毒性的风险、常见症状及发生概率，出现眼部异常应及时就诊。

②使用眼毒性较高药物治疗的患者，应在治疗前进行眼科基线检查，并在治疗期间定期监测，出现的任何视觉症状应告知医生有新的或恶化的≥2级视觉症状时，就诊眼科进行进一步评估。

③抗肿瘤治疗出现眼毒性，应及时转诊眼科，由眼科医生、肿瘤科医生共同评估眼部不良反应的严重程度，应根据不同机制抗肿瘤药物的眼毒性累及的眼部亚器官定位、发病特点，按照不良反应分级进行对症处理，根据决定抗肿瘤治疗继续原剂量治疗、减量治疗、中断抗肿瘤药物、永久停药。

④如果视力障碍持续存在或恶化，还应考虑排除其他原因如视神经病变和中枢神经系统疾病导致的视觉问题。

⑤眼部不良反应恢复后，如病情治疗需要，在加强监测的基础上，谨慎再次用相同药品或同类药物，避免眼毒性损害的进展，提高肿瘤患者的生活质量及依从性。

⑥眼部局部治疗，包括局部应用不同作用

机制的眼药水，如人工泪液、缩瞳制剂、抗菌药物、抗病毒药物、激素等。特殊病例可能会口服激素，血浆置换等减轻全身炎症反应。在某些情况下，可能会采用眼部手术治疗，如白内障摘除术等。

九、神经系统不良反应

肿瘤靶向蛋白激酶抑制剂对神经系统的影响，可能源自药物对神经系统的直接毒性作用，或药物导致的代谢紊乱或脑血管病。脑转移、副肿瘤综合征或合并存在神经系统疾病也可能导致神经系统症状，可能与药物导致的神经系统不良反应难以鉴别。药物导致的神经系统不良反应一般可逆，停药后可防止不可逆损伤，因此对此的诊断尤其重要，常见的神经系统不良反应分级见表5-41。

常见导致神经系统不良反应的药物包括EGFR抑制剂（贝福替尼）、ALK抑制剂（恩沙替尼、洛拉替尼）、KIT抑制剂（阿伐替尼）、VEGF靶向多激酶抑制剂（安罗替尼）等，可导致头痛、失眠、癫痫发作、认知功能损害等神经系统不良反应。

表5-41 神经系统不良反应 CTCAE5.0 分级

不良反应	1级	2级	3级	4级	5级
意识水平降低	警觉水平降低	镇静状态，对刺激反应缓慢，工具性ADL受限	难以唤醒	危及生命，需要立即干预	死亡
言语障碍	能接受信息或表达信息，不影响交流能力	中度损伤接受信息或表达信息；影响能力同步表达	重度损伤接收信息或表达信息；影响读、写或交流能力	—	—
大脑水肿	—	—	新发病：从基线明进行性加重	危及生命，需要紧急治疗	死亡
脑病	轻度症状	中度症状，影响工具性ADL	重度症状，影响自理性ADL	危及生命，需要紧急治疗	死亡
失眠	轻度睡眠困难，保持睡眠状态或早醒	中度睡眠困难，保持睡眠状态或早醒	重度睡眠困难，保持睡眠状态或早醒	—	—
头痛	轻度头痛	中度疼痛，影响工具性ADL	重度疼痛，影响自理性ADL	—	—
感觉异常	轻度症状	中度症状，影响工具性ADL	重度症状，影响自理性ADL	—	—

续表

不良反应	1级	2级	3级	4级	5级
外周运动神经病	无症状；仅为临床所见或诊断所见	中度症状，影响工具性 ADL	重度症状，影响自理性 ADL	危及生命，需要紧急治疗	死亡
外周感觉神经病	无症状	中度症状，影响工具性 ADL	重度症状，影响自理性 ADL	危及生命，需要紧急治疗	—
癫痫	短暂的部分性发作，不影响意识	短暂的全身性发作	新发癫痫（局部或全身）；经医学干预后，仍出现多次发作	危及生命，反复发作时间延长	死亡
震颤	轻度症状	中度症状，影响工具性 ADL	重度症状，影响自理性 ADL	—	—
可逆性的后部脑白质病	—	中度症状，影响工具性 ADL	重度症状，影响自理性 ADL，需住院治疗	危及生命	死亡

在临床研究中，NTRK 抑制剂拉罗替尼导致神经系统不良反应发生率为 53%（$n=176$），症状包括头晕、步态障碍、谵妄、记忆损害和震颤；3 级和 4 级事件分别为 6% 和 0.6%，主要包括谵妄、构音障碍、头晕、步态障碍、感觉异常、脑病，多数事件发生于治疗的初始 3 个月内。NTRK/ROS1 抑制剂恩曲替尼亦可导致神经系统不良反应，包括认知损害、心境障碍、头晕、睡眠紊乱；在临床研究中，27%（$n=355$）出现认知损害，3 级事件 4.5%。拉罗替尼、恩曲替尼说明书建议根据不良反应程度，应暂停或永久停用拉罗替尼。

ALK/ROS1 抑制剂洛拉替尼的神经系统毒性，相较于其他 ALK 抑制剂较为特殊，常见症状包括认知功能的变化、情绪障碍、语言障碍、幻听、周围神经病等。在临床研究中，39%（$n=107$）出现神经系统不良反应，一般 1~2 级，呈一过性，并具有剂量依赖性，减量后可逆，洛拉替尼说明书建议 1 级 CNS 不良反应，继续相同剂量或停止剂量直至恢复至基线，以相同剂量或降低剂量重启洛拉替尼治疗；2 或 3 级 CNS 不良反应，停药直至 0 级或 1 级，减量恢复洛拉替尼治疗；4 级 CNS 影响，永久停用洛拉替尼。

KIT 抑制剂伊马替尼、阿伐替尼也可导致神经系统不良反应，症状包括头晕、失眠、心境障碍、味觉障碍，多为低级别。阿伐替尼导致认知损害的发生率较高 48%，3 和 4 级事件为 5%，还有 1%~3% 可导致颅内出血，出现任何情况均需要暂停或停止用药。

BRAF 抑制剂维莫非尼，有周围性面神经麻痹的报道。

VEGFR 抑制剂及多激酶抑制剂，由于靶向 VEGF 通路这一通路，会增加出血、血栓栓塞和 RPLS 风险，如神经系统出血，可导致相应的症状。索拉非尼、舒尼替尼均有代谢性脑病、意识模糊、幻觉等病例报道，舒尼替尼还可导致甲状腺功能减退，而诱导患者昏迷，出现神经系统不良反应。

可逆性后部脑白质病（RPLS）可由多种病因导致，因具有相似的神经影像学表现而定义为同一类疾病，也被称为可逆性后部脑病综合征（Posterior Reversible Encephalopathy Syndrome，PRES），可逆性后部脑水肿综合征、脑毛细血管渗漏综合征等，这些命名并不准确，因此综合征并非总是可逆的，且常常不局限于脑白质或脑白质。PRLS 发病机制并不明确，可能与内皮功能紊乱、脑部自我调节障碍相关，其疾病特点是头痛、意识改变、视觉障碍、癫痫发作，常伴血压升高。常见导致 RPLS 的因素包括快速进展性、波动性或间断性高血压，以及 VEGF 靶向药物的使用。严格控制血压对于避免 PRLS 至关重要，RPLS 疑似病例需停用可以药物。

PARP 抑制剂常见的神经系统毒性包括失眠和头

痛，均属于 PARP 抑制剂的类效应，失眠的发生率 14%~29%，≥ 3 级 < 1%，失眠可采取睡眠教育、松弛疗法等非药物治疗，必要时应用艾司唑仑等苯二氮䓬类药物或唑吡坦、佐匹克隆等非苯二氮䓬类药物对症处理。头痛的发生率 18%~26%，≥ 3 级 < 1%，可采取非药物治疗，必要时应用镇痛药物治疗。失眠、头痛症状持续不缓解，减量或停服 PARP 抑制剂。

---- **神经系统不良反应的风险管控措施** ----

①应用高风险药物前，应做好相应基线检查、病史收集及相关检查，以明确患者是否存在脑转移、其他神经系统疾病及副肿瘤综合征。

②治疗前，告知充分告知患者神经系统不良反应相关症状，出现症状及时就诊。

③出现神经系统症状应做好鉴别，早期识别、诊断有助于避免永久性神经系统损害。

④常见导致 RPLS 的因素包括快速进展性、波动性或间断性高血压，以及 VEGF 靶向药物的使用。严格控制血压对于避免 PRLS 至关重要，RPLS 疑似病例需停用可疑药物。

⑤根据药品说明书，对出现症状的患者暂停用药或永久停药；对于拟再次用药的患者，一般需减量且严密观察。

十、特殊不良反应

1. BRAFi±MEKi 导致的发热、畏寒

BRAF 抑制剂联合 MEK 抑制剂治疗相关发热综合征是联合治疗常见的不良反应，定义为出现以下一个或多个症状：①体温 ≥ 38℃；②发冷、寒战、盗汗；③流感样症状分为 5 级，1 级：体温 38~39℃；2 级：体温 > 39~40.0℃；3 级：体温 > 40.0℃（≤ 24h）；4 级：体温 > 40.0℃（> 24h）；5 级：死亡。严重发热综合征定义为符合以下任意一条的发热综合征：①分级 > 2 级；②需要住院；③伴有排除其他原因（如感染）引起的脱水、低血压、肾功能障碍、意识模糊、呕吐或严重发冷 / 寒战等症状。

对非严重的发热综合征的患者，首次出现发热综合征的患者立即停止药物，选用解热镇痛药（布洛芬、对乙酰氨基酚、吲哚美辛）缓解症状，如果停药后 24h 症状无改善，及时联系医生全面评估；既往曾出现发热综合征的患者可选用既往有效处置的药物进行处理。患者症状消退（体温 < 38℃）≥ 24h 后，以原用药剂量恢复靶向治疗。出现过 3 次及以上发热综合征的患者，恢复靶向治疗时，可由考虑间断性给药或同时预防性使用泼尼松（10mg/d，至少 5d）的方式恢复靶向治疗。如果上述措施无效，需要考虑减少剂量。

4h内症状未缓解的患者，及严重的发热综合征的患者应及时就诊进行综合评估，可考虑口服泼尼松等进行对症治疗（10mg/d，至少5d）。应用口服补液盐或静脉补液避免脱水，治疗期间监测血清肌酐等肾功能等指标。患者症状消退≥24h后，可采取间断性给药或同时预防性使用泼尼松的方式恢复靶向治疗。如果上述措施无效，需要考虑减少剂量。

------- 发热、畏寒的风险管控措施 -------

①患者治疗期间应注意休息，多喝水，促进药物排泄，可用物理降温。

②出现BRAF抑制剂联合MEK抑制剂治疗相关发热综合征，应立即停药，使用布洛芬、对乙酰氨基酚、吲哚美辛等解热镇痛药缓解症状。患者症状消失至少24h后，可原剂量可重启治疗。

③4h内症状未缓解的患者，及严重的发热综合征的患者应及时就诊进行综合评估，可考虑口服泼尼松等进行对症治疗（10mg/d，至少5d）。应用口服补液盐或静脉补液避免脱水，治疗期间监测血清肌酐等肾功能等指标。

④反复出现发热综合征或严重发热综合征患者症状消退≥24h后，间断性给药或同时预防性使用泼尼松的方式恢复靶向治疗。如果上述措施无效，需要考虑减少剂量。

2. VEGFR 及多激酶抑制剂的不良反应

VEGFR 抑制剂及多激酶抑制剂以 VEGF 信号转导通路为靶点，其主要靶向肿瘤的血管系统而非肿瘤细胞本身，其毒性与其他化疗药不同，涉及范围较为广泛，主要不良反应涉及心血管系统不良反应及非心血管系统不良反应，常见不良反应 CTCAE 分级见表 5-42。

心血管系统不良反应包括高血压、动静脉血栓栓塞、心功能不全、Q-Tc 间期延长、主动脉夹层/动脉瘤、血栓性微血管病。

非心血管系统不良反应包括蛋白尿/肾病综合征、出血、伤口愈合不良综合征、胃肠穿孔/瘘管形成、颌骨坏死、骨髓抑制、口腔炎、胃肠道毒性、胰腺炎、皮肤毒性、肝毒性、低血糖、甲状腺功能不全、乏力等。

（1）动脉夹层/动脉瘤

病例报道显示，VEGF 靶向药物可导致动脉壁结构异常，进而导致动脉夹层（Aortic Dissection）和动脉瘤（Aneurysm），高血压未控制可能增加这一风险。

表5-42　VEGF靶向抑制剂及多激酶抑制剂常见不良反应CTCAE5.0分级

不良反应	1级	2级	3级	4级	5级
高血压	成人：收缩压120~139mmHg，舒张压80~89mmHg	成人：收缩压140~159mmHg，舒张压90~99mmHg，如果既往在正常值范围内；相比基线需要医学干预；反复发现变化；需要医学干预（≥24h）症性收缩期血压升复或持续高>20mmHg或>140/90mmHg；需要给予单药治疗	成人：收缩压≥160mmHg，舒张压≥100mmHg，需要多种药物治疗或更强化要医学干预；需要多的治疗	成年和儿童（如恶性及危及生命：危高血压，一过性或持性神经功能缺损，高血压能象，需要紧急危治疗	死亡
蛋白尿	蛋白尿1+，24h尿蛋白≥ULN~小于1.0g	蛋白尿2+和3+，24h尿蛋白1.0~3.5g	成人：24h尿蛋白≥3.5g，4+蛋白尿	—	—
活化部分凝血活酶时间延长	>1~1.5倍正常值上限	>1.5~2.5倍正常值上限	>2.5倍正常值上限；出血	—	—
INR增高	>1.2~1.5；>1~1.5倍基线水平（抗凝时）；只需监测	>1.5~2.5；>1.5~2.5倍基线水平（抗凝时）；提示剂量调整	>2.5；>2.5倍基线水平（抗凝时）；出现出血	—	—

续表

不良反应	1级	2级	3级	4级	5级
血栓栓塞事件	不需要医学干预（如浅表性血栓形成）	需要医学干预	需要紧急医学干预（如肺栓塞或心脏腔内栓塞）	伴有血流动力学或神经性障碍的危及生命后果	死亡
中风	仅影像学可见	轻度至中度神经功能受损；影响工具性ADL	重度神经功能受损；自理性ADL受限；需要住院治疗	危及生命，需要紧急治疗	死亡
动脉血栓栓塞症	—	—	需要紧急干预	危及生命，血流动力学或神经性障碍；器官损害，四肢末端缺失	死亡
可逆的后部脑白质病综合征	—	中度症状；影响工具性ADL	重度症状；影响自理性ADL；住院治疗	危及生命	死亡

中风：因动脉阻塞（血栓形成或栓塞）引起脑供血减少或缺乏进而导致神经损伤的疾病

一项基于 VigiBase 数据库的药物警戒研究显示，在 217664 例 ADR 中，494 例（0.23%）出现动脉夹层或动脉瘤，其中 45% 使用贝伐珠单抗，36% 使用小分子 VEGF 靶向抑制剂，12% 使用 mTOR 抑制剂。在 VEGF 靶向抑制剂中，舒尼替尼导致动脉夹层或动脉瘤发生率最高（14%）、瑞戈非尼最低（1.4%）。

出现动脉夹层、动脉瘤的时间差异较大，中位时间 89d（27~212d），42% 的动脉夹层、动脉瘤位于主动脉，35% 位于脑动脉。18% 的病例危及生命，24% 导致死亡。

在治疗期间，出现高血压应进行控制；患者出现其他原因不能解释的胸痛、腹痛，需高度怀疑主动脉夹层。

（2）血栓性微血管病

药物性诱导的血栓性微血管病（Thrombotic Microangiography，TMA），又称为药物诱发性血栓性血小板减少性紫癜（Thrombotic Thrombocytopenic Purpura，TTP）或药物诱发性溶血尿毒综合征（Hemolytic Uremic Syndrome，HUS）。

患者可能表现为微血管病性溶血，仅有肾衰竭、高血压等肾脏表现，或累及范围更广的 TMA 综合征。

（3）蛋白尿/肾病综合征

由于 VEGF 在血管内皮发育、维持有孔血管内皮、肾小球内皮损伤的修复中具有重要作用，应用靶向 VEGF 的药物都可能引起蛋白尿，受累肾脏活检显示存在 TMA、塌陷性肾小球病、免疫复合物性肾小球肾炎等组织学改变。

蛋白尿通常无症状，且常伴随高血压，需经实验室检验发现，严重者可达 24h 尿蛋白 > 3.5g，更为严重的情况可造成肾病综合征（Nephrotic Syndrome, NS）。肾病综合征由多种原因引起，肾小球基底膜通透性增加，表现为大量蛋白尿、低蛋白血症、高度水肿、高脂血症的一组症候群。诊断标准，尿蛋白 > 3.5g/d，血浆白蛋白 < 30g/L，水肿，高脂血症。

在使用靶向 VEGF 的蛋白激酶抑制剂的患者中，轻度蛋白尿发生率 21%~63%，严重蛋白尿可高达 6.5%。瑞戈非尼蛋白尿发生率低于其他药物，一项研究提示，瑞戈非尼导致的蛋白尿 7%，3~4 级蛋白尿发生率 1%。

对于已存在肾脏疾病，包括基线蛋白尿水平较高、高血压，或肾细胞癌患者，是出现蛋白尿的高危因素；VEGF 靶向治疗疗程与蛋白尿的关联尚不明确，有研究认为出现蛋白尿是抗肿瘤有效的替代标志，但尚未证实。

多数无症状性蛋白尿无需治疗，但肾脏疾病患者，由于蛋白尿与其心血管不良结局相关，并可能进展为终末期肾病，一般需要治疗蛋白尿。

停药可显著降低蛋白尿，但部分患者可能持续存在蛋白尿的情况。对于持续存在蛋白尿的患者，可考虑使用 ACEI/ARB 类药物以降低肾小球内压，从而减少蛋白的排泄。

培唑帕尼、仑伐替尼、阿昔替尼、舒尼替尼说明书对中重度蛋白尿进行了定义及相关处理措施，见表 5-43。

表 5-44 不同药物对蛋白尿的处理措施

药物	中重度蛋白尿	处理措施
培唑帕尼	≥ 3g/24h	监测患者蛋白尿恶化情况，肾病综合征，中止治疗
仑伐替尼	≥ 2g/24h	降低剂量或暂停使用；肾病综合征，停用
阿昔替尼	≥ 2g/24h	
舒尼替尼	≥ 3g/24h	中断治疗并降低剂量，肾病综合征或降低剂量后仍 ≥ 3g/24h，终止舒尼替尼治疗

（4）伤口愈合不良综合征

患者出现伤口愈合不良，或愈合伤口开裂，也是涉及 VEGF 信号通路药物共同的不良反应。

在临床允许的情况下，术前应停用所有抗血管生成靶向药物至少 1 周。术后一般以伤口愈合的临床判断为准，术后伤口充分愈合充分后再使用。有研究显示，术后至少需要 2~4 周，抗肿瘤蛋白激酶靶向抑制剂说明书对手术的停药及重启药物的要求见表 5-44。

表5-44 抗肿瘤蛋白激酶靶向抑制剂围术期应用

分类	药物	术前停药	术后重启	靶点
	阿昔替尼	术前至少2天	至少2周内不得给药	VEGFR-1/2/3, c-Kit, PDGFRB
	培唑帕尼	术前至少7天	以切口完全愈合的临床判断为依据	VEGFR-1/2/3, FGFR-1/3, PDGFR-α/β, c-Kit,ITK (IL-2受体诱导的T细胞激酶), LCK (白细胞特异性蛋白酪氨酸激酶)
	舒尼替尼	择期手术前3周	大手术后2周不得给药。直至伤口完全愈合	VEGFR-1, VEGFR-2, VEGFR-3, PDGFRA, PDGFRB, KIT, FLT3, CSF-1R, RET
多激酶抑制剂	安罗替尼	暂停，无时间推荐	何时重启数据有限，根据康复程度，由医生生决定	VEGFR-1, VEGFR-2, VEGFR-3, c-Kit, PDGFRB
	瑞戈非尼	暂时中断，无时间推荐	只有经临床判断伤口愈合充分，可作出恢复瑞戈非尼的决定	RET, VEGFR-1/2/3, KIT, PDGFRA/B, FGFR-1/2, TIE2, DDR2, TrkA, Eph2A, RAF-1, BRAF, BRAF V600E, SAPK2, PTK5, Ab1, CSF1R
	仑伐替尼	暂停，无时间推荐	合适重启数据有限，基于对伤口愈合良好的临床判断，决定是否重新使用	VEGFR-1 (FLT1), VEGFR-2 (KDR), VEGFR-3 (FLT4), FGF-1/2/3/4, PDGF-α, KIT, RET

分类	药物	术前停药	术后重启	靶点
多激酶抑制剂	索拉非尼	大手术暂停	再次应用经验有限，临床考虑，确保伤口愈合	VEGFR-2/3，PDGFRB，CRAF，BRAF，BRAF V600E，c-Kit，FLT-3
	多纳非尼	术前停用	根据患者伤口愈合程度，由医生判断	
	索凡替尼	无时间推荐	无时间推荐	VEGFR-1（2nmol/L），VEGFR-2（24nmol/L），VEGFR-3（1nmol/L），bFGFR-1（15nmol/L），Fms（CSF-1R），（4nmol/L），HUVEC（16nmol/L）
RET 抑制剂	塞普替尼	至少7日停药	至少2周内不得使用，直至伤口充分愈合。	RETwt，RETmt，VEGFR-1，VEGFR-2，FGFR-1/2/3
	普拉替尼	术前7d	术后2周勿用	RET野生型，RETV804L，V804M，M918T，CCDC6-RET
mTOR 抑制剂	依维莫司	围手术期患者慎用		mTOR，与FKBP12蛋白结合形成复合物抑制mTOR

续表

分类	药物	术前停药	术后重启	靶点
VEGFR 抑制剂	阿帕替尼	无	术后 30 天内	VEGFR-2
	呋喹替尼	无时间推荐	无时间推荐	VEGFR-1/2/3
KIT 抑制剂	瑞派替尼	至少 1 周	至少 2 周内	KIT, PDGFRA, 体外还抑制 PDGFRB, TIE2, VEGFR-2, BRAF

（5）胃肠道穿孔 / 瘘管形成

胃肠道穿孔（Gastrointestinal Perforation，GIP）在贝伐珠单抗使用中发生率最高，但是靶向 VEGF 的治疗也有导致 GIP 的风险。有研究显示，接受抗血管生成蛋白激酶抑制剂的患者，总体胃肠道穿孔率为 1.3%，与对照组相比无统计学意义。GIP 后，可引起腹膜炎、瘘管形成或腹腔内脓肿，可导致严重后果，甚至死亡。为降低 GIP 和瘘管形成的风险，应用 VEGF 靶向蛋白激酶抑制剂，应结合药物半衰期，根据说明书要求，术前停药。一般，术前停用 2 周再行手术较为安全。

穿孔可能并无症状，但多数患者由于腹腔感染、腹腔游离气体、积血、脓肿而出现腹痛。使用 VEGFR 抑制剂及多激酶抑制剂的患者，出现腹痛，需紧急评估是否存在 GIP，评估内容应包括完整病史采集，体格检查以及腹部影像学检查。出现 GIP 的应立即且永久停用 VEGF 靶向治疗。

其他可导致胃肠道穿孔的药物包括 EGFR 抑制剂（吉非替尼、厄洛替尼）、ALK 抑制剂（克唑替尼），MEK 抑制剂曲美替尼也有结肠炎以及胃肠道穿孔导致死亡的病例报道。

（6）颌骨坏死

药物相关颌骨坏死（Medication-related Osteonecrosis of the Jaw，MRONJ），是指未接受颌部放疗的患

者，颌面部区域组织受损和骨暴露，并且在8周内未愈合。使用VEGF蛋白激酶抑制剂中，颌骨坏死（Osteonecrosis of the Jaw，ONJ）主要在舒尼替尼、仑伐替尼发生率较高，索拉非尼、阿昔替尼、瑞戈非尼也有报道，但分析认为无其他危险因素的情况下，ONJ整体发生率可能较低。

有研究认为合并其他危险因素，同时使用抗骨吸收药（双磷酸盐、地舒单抗）、依维莫司、糖皮质激素，或进行有创牙科操作者，ONJ发生率才会升高。舒尼替尼说明书对此进行了警告，在开始治疗前和治疗期间应定期进行口腔检查，告知患者保持良好的口腔卫生习惯。在牙科手术或侵入性操作前，应暂停舒尼替尼至少3周。在病情完全缓解前，应暂停舒尼替尼治疗。仑伐替尼应停药至少1周。

已确诊的ONJ其治疗目标是消除疼痛、控制软组织感染，减少骨坏死发生或进展，一般避免积极的外科干预，建议行有限的清创术、使用抗菌药物，并应用氯己定或过氧化氢进行口腔冲洗等保守治疗。

（7）胰腺炎

明确的胰腺炎相对罕见，一项荟萃分析结果显示，VEGF靶向蛋白激酶抑制剂导致任意级别胰腺炎发生率为0.4%（25/5569），≥3级胰腺炎发生率0.4%（22/5569）。对于胰酶升高的患者，未出现胰腺炎的情况下，可在密切监测的情况下继续用药。此外，索拉非尼有长期治疗出现不可逆胰腺萎缩的病例报道，患者出现腹泻，通过胰酶替代治疗缓解，舒尼替尼亦有胰腺萎缩的报道。

（8）甲状腺功能不全

甲状腺功能不全是靶向 VEGF 的类效应，患者可出现甲状腺功能减退，表现为促甲状腺激素（Thyroid Stimulating Hormone，TSH）持续高水平。研究显示，随着用药时间延长，发生风险越高。此外，还可能出现一过性甲状腺毒症。有病例报道患者接受舒尼替尼后出现甲状腺功能亢进，随后转变为甲状腺功能减退，但其碘摄取水平低，可与 Graves 病相鉴别。上述甲状腺功能不全机制尚不明确，碘摄取受抑制可能是原因。此外、索拉非尼、培唑帕尼、阿昔替尼也有类似的报道。

特别值得指出的是，对于接受 VEGF 靶向蛋白激酶抑制剂的 GIST 患者，其出现甲减的可能机制是 GIST 疾病可导致 3 型碘甲腺原氨酸脱碘酶（D3）过表达，从而过度降解甲状腺激素而导致甲减。

由于甲减患病率较高，接受 VEGF 靶向蛋白激酶抑制剂治疗应评估基线甲状腺功能，定期监测 TSH 水平，对于舒尼替尼、仑伐替尼可能还需提高监测频率；有症状的甲减患者，应及时检查，确诊后应接受甲状腺激素替代治疗，一般靶向药物无需减量或停药。

（9）乏力

乏力是 VEGF 靶向蛋白激酶抑制剂常见的副作用，其机制尚不明确。有荟萃分析研究显示，单独使用 VEGF 靶向蛋白激酶抑制剂导致的所有级别、高级别乏力相对危险度分别为 1.35（95%CI 1.22~1.49）、1.33（95%CI 0.97~1.82）。

甲状腺功能减退，贫血、继发于腹泻、恶心、呕吐的脱水、心功能不全、合并其他药物可触发或加重乏力。出现乏力应进行相应处理，包括对症支持治疗或使用精神兴奋剂；重度乏力时需调整剂量，必要时需要停药。

VEGFR/MKI 抑制剂风险管控措施

①用药前，应细致评估患者，并做筛查，患者体能状态良好，血压控制良好，6 个月内未发生过严重的心血管事件。

②用药前，详细告知患者可能出现的不良反应，告知患者监测指标、监测频率，指标解读，及出现何种情况应立即就诊。

③治疗期间，密切监测，出现不良反应及时诊断并治疗。

④治疗期间进行基线和定期血压、尿常规检查，控制血压在合理范围，并根据情况进行相关药物治疗。

⑤应特别注意动脉夹层或动脉瘤、胃肠道穿孔/瘘管形成、颌骨坏死等特殊不良反应的鉴别及处理。

3. 新发恶性肿瘤

骨髓增生异常综合征（Myelodysplastic Syndromes，MDS），是起源于造血干细胞的一组异质性髓系克隆性疾病，表现为髓系细胞分化及发育异常，导致无效造血、难治性血细胞减少、造血功能衰竭，严重者可转化为急性髓系白血病（Acute Myeloid Leukemia，AML）。AML 以骨髓与外周血中原始和幼稚髓性细胞异常增生为主要特征，临床表现为贫血、出血、感染和发热、脏器浸润、代谢异常等，多数病例病情急重，如不及时治疗常可危及生命。

MDS/AML 是 PARP 抑制剂诱发的罕见但严重的不良反应，发生率 0.2%~2.1%，中位潜伏时间 17.8个月。

患者出现持续性全血细胞减少，或在停药 28d 天内没有恢复，或在剂量下调后出现持续的血细胞减少，应转诊至血液科医生进行骨髓分析及治疗。

有研究显示，PARP 抑制剂停药后的第 1 年仍有发生 MDS/AML 的风险，应定期进行血液学相关指标监测。PARP 抑制剂维持治疗超过 2 年，继续使用应谨慎。

BRAF 抑制剂（维莫非尼、达拉非尼）、MEK 抑制剂（曲美替尼）、KIT（瑞派替尼）均有新发恶性肿瘤的报道。

维莫非尼在治疗中有新发原发性黑色素瘤的报道，该病例予以病灶切除，并以原剂量继续治疗。

达拉非尼联合曲美替尼可导致皮肤恶性肿瘤，在临床研究中，出现皮肤基底细胞癌、皮肤鳞状细胞癌/角化棘皮瘤、原发黑色素瘤发生率分别为 3.3%、3%、0.5%。此外，达拉非尼还可通过突变或其他机制激活 RAS，促进恶性肿瘤生长。在达拉非尼联合曲美替尼的患者中，出现非皮肤恶性肿瘤的发生率大约 1%。

在临床研究中，接受瑞派替尼治疗的患者中，4.7%（$n=85$）出现皮肤鳞状细胞癌，2.4%（$n=85$）出现黑色素瘤；在汇总安全性人群中（$n=351$），新发皮肤鳞状细胞癌、角化棘皮瘤、黑色素瘤的发生率分别为 7%、1.9%、0.9%。

在达拉非尼联合曲美替尼联合治疗前，应进行皮肤病学评价，在治疗过程中，每 2 个月进行一次评价，在停止联合治疗后 6 个月内再进行一次评价。联合治疗出现非皮肤 RAS 突变阳性恶性肿瘤，应永久停用达拉非尼，而无需调整曲美替尼剂量。

瑞派替尼治疗开始前及治疗期间，应常规进行皮肤相关检查，如发现新发的原发性皮肤恶性肿瘤，应至皮肤科就诊，制定皮肤科访视计划，必要时手术切除。若患者从瑞派替尼治疗中获益，建议以相同剂量继续治疗。

4. 血糖异常

抗肿瘤蛋白激酶抑制剂还可能导致代谢系统异常，如出现血糖波动、血脂升高等，CTCAE5.0 导致血糖异常的情况分级见表 4-45。

表 4-45　血糖异常 CTCAE5.0 分级

分级	高血糖症	低血糖
1 级	血糖水平高于基线水平且无需医学干预	<正常值下限 ~55mg/dl（3mmol/L）
2 级	从基线的变化对于糖尿病的日常管理；口服降糖药治疗；启动糖尿病的治疗	< 55~40mg/dl（3~2.2mmol/L）
3 级	开始胰岛素治疗；需要住院治疗	< 40~30mg/dl（2.2~1.7mmol/L）
4 级	危及生命；紧急干预治疗	< 30mg/dl（1.7mmol/L），危及生命，癫痫发作
5 级	死亡	死亡

mTOR 抑制剂依维莫司导致的血糖升高，依维莫司说明书对代谢类 ADR 的处理建议见表 4-46。

表 4-46　依维莫司说明书对代谢类 ADR 的处理建议

分级	处理建议
1 级	无需调整剂量。采用适当的医学治疗并进行监测
2 级	无需调整剂量。采用适当的医学治疗并进行监测
3 级	暂时中断治疗；以低剂量重新开始治疗。采用适当的医学治疗并监测
4 级	终止治疗，采用适当的医学治疗

此外，VEGF 靶向蛋白激酶抑制剂还可导致低血糖。以舒尼替尼导致的低血糖最为常见，在肾细胞癌（RCC）及间质瘤（GIST）患者中，低血糖发生率为 2%，胰腺神经内分泌肿瘤低血糖发生率为 10%。相较一般人群，糖尿病患者，是否更常出现见低血糖，目前数据不一致，应注意在治疗中、治疗后常规监测血糖水平；糖尿病患者应根据风险及需求调整降糖药物剂量，以降低低血糖风险。

╭────────── **血糖异常风险管控措施** ──────────╮

①治疗前了解患者血糖情况，需要降糖者，治疗应启动相应的药物治疗，并达到理想的血糖控制水平。

②患者治疗前及治疗期间应定期监测血糖，告知患者监测项目（血生化）、指标（血葡萄糖、糖化血红蛋白）分级，需要治疗时应启动治疗。

③使用 VEGF 靶向蛋白激酶抑制剂的患者，应注意其导致低血糖的风险，并告知患者，出现低血糖时的紧急处理方法，如随时携带含糖饮料、糖块等。

④合并糖尿病患者，可能需要调整原有降糖药物治疗的强度，以降低低血糖的风险。

5. 肿瘤溶解综合征

肿瘤溶解综合征（Tumor Lysis Syndrome，TLS）是由于大量肿瘤细胞溶解，导致内容物进入体循环，引起高钾血症、高尿酸血症、高磷血症、低钙血症等代谢急症，若未积极处理，则可进一步导致急性肾衰竭、癫痫、心律失常、酸中毒、氮质血症，严重情况可导致死亡。

RET 抑制剂（塞普替尼、普拉替尼）、VEGF 靶向 / 多激酶抑制剂（舒尼替尼）、KIT 抑制剂（伊马替尼）应关注 TLS。NTRK（恩曲替尼）可导致高尿酸血症。

塞普替尼在甲状腺髓样癌治疗中导致 TLS 发生率 1%；普拉替尼在单药治疗 RET 突变的实体瘤患者中，有 1 例甲状腺髓样癌患者出现 TLS。伊马替尼、舒尼替尼在临床研究及上市后均有 TLS 病例报道；恩曲替尼在临床研究中 TLS 发生率 0.2%，高尿酸血症发生率 9.1%。

患者肿瘤生长迅速、肿瘤负荷高、存在肾功能不全或脱水，存在 TLS 风险，治疗前应充分评估，应密切监测高风险患者，可考虑采取包括补液在内的预防措施；出现高尿酸血症，应予以治疗。出现 TLS 相关代谢异常，应积极对症处理。

6. 肌痛 / 肌酸磷酸激酶升高

EGFR 抑制剂（阿美替尼、舒沃替尼）、ALK 抑制剂（阿来替尼、布格替尼）可导致肌酸磷酸激酶（Creatine Phosphokinase，CPK）升高，阿来替尼可导致重度肌痛。

EGFR 抑制剂中，阿美替尼在临床研究中，CPK 升高发生率 17%（n=48），＞ 3 级发生率 5.3%，中位发生时间 26 天，中位持续时间 22 天。舒沃替尼 CPK 升高发生率 41.3%，＞ 3 级发生率 12%，中位发生时间 29 天。二者在 CPK 升高期间，均未合并有临床意义的血肌酐、血尿素氮、血钾升高等肾功能恶化，也未发现横纹肌溶解或心肌损伤的风险。

ALK 抑制剂中，阿来替尼可导致肌肉骨骼疼痛，并伴随肌酸磷酸激酶升高。在临床研究研究中，阿来替尼导致 CPK 升高的中位时间 14~27.5 天。在临床研究中，81% 接受布格替尼的患者出现 CPK 升高，≥ 3 级 CPK 升高发生率 24%，15% 的患者因此减量，高剂量组（90mg → 180mg）和低剂量组（90mg）CPK 升高发生率分别为 48%、27%，＞ 3 级 CPK 升高发生率分别为 12%、2.8%。

治疗开始前，应告知患者肌痛 /CPK 升高的不良反应，治疗期间初期，应密切监测 CPK 水平，如每 2 周或评估 1 次；出现 CPK > 5×ULN，应评估患者是否出现肌痛、触痛、无力、虚弱等情况，并根据患者情况进行靶向药物停药或减量，同时密切监测患者体温、肾功能（血肌酐、血尿素氮、尿蛋白、血钾）、肌红蛋白等。

阿美替尼 CPK < 5×ULN，如不伴随明显肌肉症状，可不调整剂量；5×ULN < CPK < 10×ULN，无论是否伴随肌肉症状，均建议暂停给药，3 周内改善至 ≤ 2 级，首次发生以 110mg 剂量恢复使用，再次发生以 55mg 剂量恢复使用；CPK > 10×ULN，无论是否伴随肌肉症状，应暂停给药，3 周内改善至 ≤ 2 级，首次发生以 55mg 剂量恢复使用，再次发生永久停药；无论 CPK 升高与否，出现 ≥ 3 级肌肉症状（包括但不限于肌肉疼痛、压痛、抽搐、无力），应暂停给药，3 周内改善至 ≤ 2 级，首次发生以 110mg 剂量恢复使用，再次发生以 55mg 剂量恢复使用。

舒沃替尼 CPK < 3 级无需调整剂量，首次出现 3 或 4 级，应暂停用药直至恢复至 ≤ 1 级，以相同剂量或降低一个剂量水平继续用药；再次出现 3 或 4 级，应暂停用药直至恢复至 ≤ 1 级，降低一个剂量水平继

续用药。

阿来替尼首次出现 CPK > 5 × ULN，应暂停药物治疗，直至恢复至基线或 ≤ 2.5 × ULN，原剂量恢复给药；若 CPK > 10 × ULN，或第二次出现 CPK > 5 × ULN，应暂停给药直至恢复，然后降低一个剂量水平恢复给药。

布格替尼出现 3 或 4 级 CPK 失衡伴 > 2 级肌肉疼痛、无力，应暂停用药，恢复至 1 级以下可原量恢复；若再次出现，至 CPK 恢复至 1 级或以下，应降低一个剂量水平继续用药。

7. 液体潴留

液体潴留、周围水肿是 KIT 抑制剂（伊马替尼、阿伐替尼）很常见的不良反应，伊马替尼导致液体潴留的发生率 56%，表现为胸腔积液、腹水、肺水肿以及不论是否伴随水肿的体重快速增加。阿伐替尼治疗 GIST 患者的研究中，在 300mg 或 400mg qd 的剂量水平下，70.2%（$n=550$）的患者出现了水肿，≥ 3 级水肿发生率 4.7%，10.4% 患者因水肿进行剂量调整，临床表现为面部、眶周、外周水肿、胸腔积液等局部水肿及全身水肿。

在治疗过程中应注意监测体重，治疗中出现水肿的患者，至少每周称量体重，并评估呼吸困难症状。如短期体重明显增加，如一周体重增加 1kg 或呼吸困难加重，应及时就诊，并进一步评估。

液体潴留一般可通过暂停用药、应用利尿剂、联合其他支持疗法缓解，少数可因复杂的胸腔积液、充血性心力衰竭、肾衰竭而死亡。由于液体潴留可加重或导致心衰，有心脏病、心力衰竭风险因素、肾衰竭病史患者，应密切监测；对出现心力衰竭、肾衰竭体征、症状的患者需进行评估及治疗。青光眼患者也应慎用。

第五节　个体用药需关注的不良反应

除以上类反应外，不同药物可能存在特殊不良反应，其具体处理应结合不良反应管理原则，并参考药品说明书进行防治，本书收录的靶向治疗药物需特殊关注的不良反应见表5-47。

表 5-47 特别关注的不良反应

药物	胃肠道	骨髓抑制	肝肾功能	心血管	凝血	皮肤黏膜	肺部	眼部	神经系统	特殊
吉非替尼	√		√d			√	√	√		√r
厄洛替尼	√	√b,c	√d,e	√f		√	√	√		√r
埃克替尼			√d				√			
阿法替尼	√		√d,e	√f		√	√	√		
达可替尼	√					√	√			
奥希替尼				√f,g		√	√	√		
阿美替尼				√f,g				√		√x
伏美替尼			√d	√f,g			√			
贝福替尼		√b,c			√k		√		√	
克唑替尼		√a,b	√d,e	√f,g			√	√		√r
阿来替尼		√b	√c	√g		√l	√			√x
塞瑞替尼	√		√d	√g,i		√l	√			√v

药物	胃肠道	骨髓抑制	肝肾功能	心血管	凝血	皮肤黏膜	肺部	眼部	神经系统	特殊
布格替尼			√[d]	√[g,h,i]		√[l]	√	√		√[v,x]
恩沙替尼	√		√[d,e]	√[g]		√	√	√	√	
伊鲁阿克	√		√[d,e]	√[g,h,i]		√	√		√	
洛拉替尼				√[g,h,i]					√	√[v]
塞普替尼			√[d]	√[g,h]	√[j]					√[q,w]
普拉替尼			√[d]	√[h]	√[j]		√			√[q,w]
赛沃替尼			√[d]							
谷美替尼			√[d]	√[g]			√			
莫博赛替尼	√			√[f,g]			√			
舒沃替尼	√			√[f,g]			√			√[x]
吡咯替尼	√	√[a,b,c]	√[d]	√[f,g]		√				

续表

药物	胃肠道	骨髓抑制	肝肾功能	心血管	凝血	皮肤黏膜	肺部	眼部	神经系统	特殊
奈拉替尼	√		√d							
哌柏西利		√a,b,c	√d,e	√g			√			
达尔西利		√a,b,c	√d,e			√	√			
瑞波西利		√a,b,c	√d			√	√			
阿贝西利	√	√a,b,c	√d		√k		√			
依维莫司			√d		√k	√				
西达本胺		√a,b,c	√d,e	√f,g	√k					
奥拉帕利		√a,b,c					√			√ul
尼拉帕利		√a,b,c		√h					√	√ul
氟唑帕利		√a,b,c								√ul
帕米帕利		√a,b,c								√ul

续表

药物	胃肠道	骨髓抑制	肝肾功能	心血管	凝血	皮肤黏膜	肺部	眼部	神经系统	特殊
阿帕替尼	√		√ d,e	√ f,h	√ j	√ m				√ p,q
呋喹替尼			√ d	√ h	√ j,k	√ m			√	√ p,q,r
阿昔替尼		√ b		√ f,h	√ j,k				√	√ p,q,r,t
培唑帕尼				√ f,g,h	√ j,k		√		√	√ p,q,r,t
索拉非尼				√ g,h		√ m				√ q,r,t
舒尼替尼	√		√ d	√ f,g,h,i	√ j	√ m			√	√ o,p,q,s,t,v,w
多纳非尼	√	√ c	√ d	√ g,h	√ j	√ m				√ q
瑞戈非尼			√ d	√ f,h,i	√ j	√ m			√	√ o,q,r,t
仑伐替尼	√		√ d,e	√ f,g,h,i	√ j,k				√	√ p,q,r,s,t
安罗替尼	√			√ g,h,i	√ j	√ m	√		√	√ p,q,s
索凡替尼			√ d,e	√ h	√ j,k				√	√ p,q,r

续表

药物	胃肠道	骨髓抑制	肝肾功能	心血管	凝血	皮肤黏膜	肺部	眼部	神经系统	特殊
维莫非尼			√d	√g,i		√l		√		√u2
达拉非尼				√f	√j,k	√m		√		√u2,v
曲美替尼			√d	√f	√j,k	√+m	√	√		√u2,v
伊马替尼		√a,c	√d	√f	√j	√				√w,y
阿伐替尼	√	√a,b,c	√d	√g	√j					√y
瑞派替尼				√f,h		√m			√	√u2
恩曲替尼				√f,g			√		√	√w
拉罗替尼			√d						√	

注：a. 中性粒细胞减少；b. 贫血；c. 血小板减少；d. 肝功能损伤；e. 肾功能损伤；f. 心肌损伤；g. 心律失常；h. 高血压；i. 血脂异常；j. 出血；k. 血栓；l. 光敏反应；m. 手足综合征；n. 发热；o. 动脉夹层；p. 蛋白尿；q. 伤口愈合不良；r. 胃肠瘘；s. 颌骨坏死；t. 甲状腺功能不全；u1：MSD/AML；u2：新发恶性肿瘤；v. 血糖异常；w. 脂肪性肿瘤；x. 肌痛/CPK升高；y. 液体潴留

附录

附录一　本书收录的药品汇总

（按汉语拼音排序）

阿贝西利	阿伐替尼	阿法替尼	阿来替尼
阿美替尼	阿帕替尼	阿昔替尼	埃克替尼
安罗替尼	奥拉帕利	奥希替尼	贝福替尼
吡咯替尼	布格替尼	达尔西利	达可替尼
达拉非尼	多纳非尼	厄洛替尼	恩曲替尼
恩沙替尼	呋喹替尼	伏美替尼	氟唑帕利
谷美替尼	吉非替尼	克唑替尼	拉罗替尼
仑伐替尼	洛拉替尼	莫博赛替尼	奈拉替尼
尼拉帕利	帕米帕利	哌柏西利	培唑帕利
普拉替尼	曲美替尼	瑞波西利	瑞戈非尼
瑞派替尼	塞普替尼	塞瑞替尼	赛沃替尼
舒尼替尼	舒沃替尼	索凡替尼	索拉非尼
维莫非尼	西达本胺	伊鲁阿克	伊马替尼
依维莫司			

附录二　常用词汇缩写

（按汉语拼音排序）

MEK 抑制剂相关视网膜病

　（MEK Associated Retinopathy，MEKAR）

Stevens–Johnson 综合征（Stevens–Johnson Syndrome）

白细胞（Leucopenia）

丙氨酸氨基转移酶（Alanine Aminotransferase，ALT）

充血性心力衰竭（Congestive Heart Failure，CHF）

低密度脂蛋白胆固醇

　（Low Density Lipoprotein Cholesterol，LDL–c）

动脉瘤（Aneurysm）

动脉血栓栓塞（Arterial Thromboembolic Event，ATE）

动脉粥样硬化性心血管疾病

　（Arteriosclerotic Cardiovascular Disease，ASCVD）

二代基因测序（Next–Generation Sequencing，NGS）

发热性中性粒细胞减低（Febrile Neutropenia，FN）

钙离子通道阻滞剂（Calcium Channel Blockers，CCB）

肝功能检查（Liver Function Test，LFT）

高密度脂蛋白胆固醇

　（High Density Lipoprotein Cholesterol，HDL–c）

谷氨酰转肽酶（Glutamyl Transpeptidase，GGT）

骨髓增生异常综合征（Myelodysplastic Syndromes，MDS）

国际转移性肾癌数据库联盟

　（International Metastatic Renal–Cell Carcinoma Database

　Consortium，IMDC）

国家药品监督管理局

（National Medical Products Administration，NMPA）

颌骨坏死（Osteonecrosis of the Jaw，ONJ）

急性髓系白血病（Acute Myeloid Leukemia，AML）

纪念斯隆凯特琳癌症中心

（Memorial Sloan Kettering Cancer Center，MSKCC）

间质性肺疾病（Interstitial Lung Disease，ILD）

碱性磷酸酶（Alkaline Phosphates，ALP）

静脉血栓栓塞（Venous Thromboembolic Event，VTE）

可逆性后部脑白质病

（Reversible Posterior Leukoencephalopathy，RPLS）

隆突性皮肤纤维肉瘤

（Dermatofibrosarcoma Protuberans，DFSP）

美国东部肿瘤协作组患者体力状态评分

（Eastern Cooperative Oncology Group Performance Status，
ECOG 评分）

美国国家癌症研究所（National Cancer Institute，NCI）

美国国家综合癌症网络

（National Comprehensive Cancer Network，NCCN）

美国食品药品监督管理局

（Food and Drug Administration，美国 FDA）

钠 - 葡萄糖协同转运蛋白 2 抑制剂

（Sodium-dependent Glucose Transporters 2，SGLT-2i）

欧洲高血压学会（European Society of Hypertension ESH）

欧洲心脏病学会（European Society of Cardiology，ESC）

欧洲药品管理局（European Medicines Agency，EMA）

欧洲医学肿瘤学会

（European Society for Medical Oncology，ESMO）

贫血（Anemia）

视网膜中央静脉阻塞

（Central Retinal Vein Occlusion，CRVO）

手足皮肤（Hand Foot Syndrome，HFS）

体力状态（Performance Status，PS）

天冬氨酸氨基转移酶（Aspartate Transaminase，AST）

无进展生存期（Progression-free Survival，PFS）

细胞色素 P450 酶（Cytochrome P450，CYP450）

心动过缓（Bradycardia）

心肌缺血（Myocardial Ischemia，MI）

血管紧张素受体脑啡肽酶抑制剂

（Angiotensin Receptor-neprilysin Inhibitor，ARNI）

血管紧张素受体阻断剂

（Angiotensin Receptor Blocker，ARB）

血管紧张素转化酶抑制剂

（Angiotensin Converting Enzyme Inhibitor，ACEI）

血栓性微血管病（Thrombotic Microangiography，TMA）

血小板减低（Thrombopenia）

血小板生成素受体激动剂

（Thrombopoietin Receptor Agonist，TPO-RA）

药物不良反应（Adverse Drug Reaction，ADR）

药物性肝损伤（Drug-induced Liver Injury，DILI）

真实世界无进展生存期

（Real World Progression-free Survival，rwPFS）

真实世界总生存期（Real World Overall Survival，rwOS）

直接口服抗凝剂（Direct Oral Anticoagulant，DOAC）

中毒性表皮坏死松解症（Toxic Epidermal Necrolysis，TEN）

中国临床肿瘤学会

（Chinese Society of Clinical Oncology，CSCO）

中性粒细胞减低（Neutropenia）

肿瘤治疗相关心血管毒性

（Cancer Therapy-related Cardiovascular Toxicity，

CTR-CVT）

肿瘤治疗相关心脏功能不全

（Cancer Therapy-related Cardiac Dysfunction，CTRCD）

主动脉夹层（Aortic Dissection）

总胆红素（Total Bilirubin，TBil）

总生存期（Overall Survival，OS）

左心室功能不全（Left Ventricular Dysfunction，LVD）

常用词汇缩写

参考文献

［1］中国临床肿瘤学会指南工作委员会组织. 中国临床肿瘤学会（CSCO）非小细胞肺癌诊疗指南 2023［M］. 北京：人民卫生出版社，2023.

［2］中国临床肿瘤学会指南工作委员会组织. 中国临床肿瘤学会（CSCO）小细胞肺癌诊疗指南 2023［M］. 北京：人民卫生出版社，2023.

［3］中国临床肿瘤学会指南工作委员会组织. 中国临床肿瘤学会（CSCO）乳腺癌诊疗指南 2023［M］. 北京：人民卫生出版社，2023.

［4］中国临床肿瘤学会指南工作委员会组织. 中国临床肿瘤学会（CSCO）胃癌诊疗指南 2023［M］. 北京：人民卫生出版社，2023.

［5］中国临床肿瘤学会指南工作委员会组织. 中国临床肿瘤学会（CSCO）结直肠癌诊疗指南 2023［M］. 北京：人民卫生出版社，2023.

［6］中国临床肿瘤学会指南工作委员会组织. 中国临床肿瘤学会（CSCO）胃肠道间质瘤诊疗指南 2023［M］. 北京：人民卫生出版社，2023.

［7］中国临床肿瘤学会指南工作委员会组织. 中国临床肿瘤学会（CSCO）肾癌诊疗指南 2023［M］. 北京：人民卫生出版社，2023.

［8］中国临床肿瘤学会指南工作委员会组织. 中国临床肿瘤学会（CSCO）黑色素瘤诊疗指南 2023［M］. 北京：人民卫生出版社，2023.

［9］中国临床肿瘤学会指南工作委员会组织. 中国临床肿瘤学会（CSCO）卵巢癌诊疗指南 2023［M］. 北京：人民卫生出版社，2023.

［10］中国临床肿瘤学会指南工作委员会组织. 中国临床肿瘤学会（CSCO）肿瘤治疗所致血小板减少症诊疗指南 2023［M］. 北京：人民卫生出版社，2023.

［11］中国临床肿瘤学会指南工作委员会组织. 中国临床肿瘤学会（CSCO）肿瘤心脏病学临床实践指南 2023［M］. 北京：人民卫生出版社，2023.

［12］中国临床肿瘤学会（CSCO），非小细胞肺癌专家委员会，抗肿瘤药物安全管理专家委员会. 三代 EGFR–TKI 在 EGFR 突变 NSCLC 治疗中应用的专家共识（2022 年版）［J］. 中国肺癌杂志，2022，25（9）：627–641.

［13］中国临床肿瘤学会结直肠癌专家委员会，中国医师协会皮肤科医师分会，中国医药教育协会. 抗 EGFR 单抗治疗相关皮肤不良反应临床处理专家共识［J］. 实用肿瘤杂志，2021，36（3）：195–201.

［14］中国临床肿瘤学会非小细胞肺癌专家委员会. EGFR 20 外显子插入突变非小细胞肺癌规范化诊疗中国专家共识（2023 版）［J］. 中国肺癌杂志，2023，26（5）：325–337.

［15］中国抗癌协会病理专业委员会肺癌学组. ROS1 阳性非小细胞肺癌诊断病理专家共识［J］. 中华病理学杂志，

2018, 47（4）: 248–251.

［16］中国抗癌协会肺癌专业委员会. 中国晚期非小细胞肺癌 BRAF 突变诊疗专家共识［J］. 中华肿瘤杂志, 2023, 45（4）: 279–290.

［17］中国医疗保健国际交流促进会, 广东省胸部疾病学会. 埃克替尼术后辅助治疗非小细胞肺癌的专家共识［J］. 中华肿瘤杂志, 2023, 45（1）: 31–38.

［18］周清, 陆舜, 李勇, 等. 洛拉替尼特殊不良反应管理中国专家共识［J］. 中国肺癌杂志, 2022, 25（8）: 555–566.

［19］张力, 杨云鹏, 中国抗癌协会肿瘤康复与姑息治疗专业委员会, 等. 恩沙替尼治疗间变性淋巴瘤激酶阳性非小细胞肺癌专家共识［J］. 中华肿瘤杂志, 2022, 44（4）: 297–306.

［20］中国临床肿瘤学会乳腺癌专家委员会, 中国抗癌协会乳腺癌专业委员会. 人表皮生长因子受体 2 阳性乳腺癌临床诊疗专家共识（2021 版）［J］. 中华医学杂志, 2021, 101（17）: 1226–1231.

［21］刘滨, 李健斌, 江泽飞. 乳腺癌抗 HER2 靶向治疗 20 年历程［J］. 中华外科杂志, 2023, 61（2）: 89–94.

［22］中国抗癌协会国际医疗与交流分会, 中国医师协会肿瘤医师分会乳腺癌学组. 小分子抗血管生成药物治疗晚期乳腺癌超说明书用药专家共识［J］. 中华肿瘤杂志, 2022, 44（6）: 523–530.

［23］葛睿, 王碧芸, 江泽飞, 等. 乳腺癌 CDK4/6 抑制剂相关性不良反应管理共识［J］. 中华肿瘤杂志, 2022, 44

（12）：1296-1304.

［24］中国抗癌协会肿瘤药物临床研究专业委员会，国家肿瘤质控中心乳腺癌专家委员会，中国抗癌协会肿瘤病理专业委员会，等. PI3K/AKT/mTOR信号通路抑制剂治疗乳腺癌临床应用专家共识［J］. 中华肿瘤杂志，2022，44（7）：673-692.

［25］薛丽琼，郭晔，陈立波. 晚期甲状腺癌靶向药物不良反应管理专家共识（2023年版）［J］. 中国癌症杂志，2023，33（9）：879-888.

［26］许婷婷，胡超苏，李宝生. 抗EGFR单抗治疗局部晚期头颈部鳞状细胞癌临床共识（2023年版）［J］. 国际肿瘤学杂志，2023，50（1）：1-11.

［27］中国抗癌协会肿瘤标志专业委员会遗传性肿瘤标志物协作组，中华医学会病理学分会分子病理学组. 同源重组修复缺陷临床检测与应用专家共识（2021版）［J］. 中国癌症防治杂志，2021，13（4）：329-338.

［28］抗癌协会妇科肿瘤专业委员会，中华医学会病理学分会. 上皮性卵巢癌PARP抑制剂相关生物标志物检测的中国专家共识［J］. 中国癌症杂志，2020，30（10）：841-848.

［29］高庆蕾，孔北华，尹如铁，等. PARP抑制剂治疗复发性卵巢癌专家共识［J］. 现代妇产科进展，2018，27（10）：721-725.

［30］中国抗癌协会妇科肿瘤专业委员会. PARP抑制剂不良反应管理的中国专家共识（2021年版）［J］. 中国实用妇科与产科杂志，2021，37（11）：1119-1130.

［31］中国临床肿瘤协会（CSCO）妇科肿瘤专家委员会. 抗血管生成小分子酪氨酸激酶抑制剂在复发转移或晚期妇科肿瘤临床应用的中国专家共识（2022版）［J］. 中国癌症防治杂志，2023，15（1）：1-10.

［32］秦叔逵，李进. 阿帕替尼治疗胃癌的临床应用专家共识［J］. 临床肿瘤学杂志，2015（9）：841-847.

［33］中国医师协会肿瘤医师分会，中国临床肿瘤学会血管靶向治疗专家委员会，中国抗癌协会肿瘤靶向治疗专业委员会. 盐酸安罗替尼治疗晚期肺癌中国专家共识（2023年版）［J］. 中国肿瘤临床与康复，2023，30（2）：67-78.

［34］郑志鹏，张卫，李炽昌. 抗血管靶向药物相关性高血压的治疗进展［J］. 中国老年学杂志，2021，41（18）：4146-4149.

［35］何悦，陈珩，安金刚，等. 药物相关性颌骨坏死临床诊疗专家共识［J］. 中国口腔颌面外科杂志，2023，21（4）：313-325.

［36］黄硕涵，尹月，黄萍，等. BRAF抑制剂联合MEK抑制剂相关发热综合征的医-药-患共管模式专家共识［J］. 中国药学杂志，2023，58（16）：1524-1530.